Burgerstein/Schurgast

Ihr Einkaufsführer Vitamine

Uli P. Burgerstein
Hugo Schurgast

# Ihr Einkaufsführer Vitamine

Spurenelemente – Vitamine – Mineralstoffe:
So sind Sie optimal versorgt

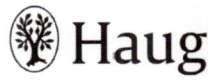

*Bibliografische Information Der Deutschen Bibliothek*
Die Deutsche Bibliothek verzeichnet diese Publikation in der Deutschen
Nationalbibliografie; detaillierte bibliografische Daten sind im Internet
über http://dnb.ddb.de abrufbar

Unter wissenschaftlicher Mitarbeit von Phytopharm Research, Berlin
Dr. Birgit Wobst
Dr. Cordula Müller
Christof Jaenicke, MD

© 2003 Karl F. Haug Verlag in MVS Medizinverlage Stuttgart GmbH & Co. KG,
Postfach 30 05 04, 70445 Stuttgart

Wenn Sie Fragen oder Anregungen zu diesem Buch haben, schreiben Sie uns
oder besuchen Sie uns im Internet unter
www.haug-gesundheit.de

Programmplanung: Dr. Elvira Weißmann-Orzlowski
Lektorat: Susanne Arnold
Umschlaggestaltung: CYCLUS · Visuelle Kommunikation, Stuttgart
Satz: Fotosatz H. Buck, Kumhausen
Druck und Verarbeitung: Druckhaus Beltz, Hemsbach

ISBN 3-8304-2086-2                           1 2 3 4 5

# Inhalt

# Gesunde Ernährung

Immer mehr Menschen wollen die Verantwortung für ihre Gesundheit selbst übernehmen. Im Mittelpunkt stehen dabei eine gesunde Lebensweise und eine optimale Ernährung. Die Bedeutung einer gesunden Ernährung und die positiven Eigenschaften der Nährstoffe – Vitamine, Mineralstoffe, Spurenelemente, Aminosäuren, ungesättigte Fettsäuren – für unser Wohlbefinden werden immer mehr Menschen bewusst.

Durch eine optimale Versorgung unterstützen sie uns nicht nur bei der Vorbeugung von Krankheiten, sondern häufig auch bei der Behandlung von Krankheiten. So kann auf teure Medikamente und Operationen verzichtet werden. Angesichts leerer Kassen im Gesundheitswesen gewinnt ein gesundheitsbewusstes Handeln noch an Bedeutung.

In den folgenden Darstellungen werden Sie erkennen, dass in unserer heutigen Zeit eine gesunde, nährstoffreiche Ernährung häufig schwer in die Tat umzusetzen ist. Es werden einige Beispiele zur Ernährung in verschiedenen Lebenssituationen mit bestimmten Essgewohnheiten dargestellt. Dabei werden Sie besonders auf Mangelerscheinungen und die Möglichkeit hingewiesen, diese auszugleichen. Allgemeine Grundlagen zur Ernährung werden Ihnen die Bedeutung und das Verständnis für die vitalen Funktionen von Nährstoffen in unserem Körper verständlich machen.

# Nährstoffe

Unser Körper ist eine Verbrennungsmaschine, die mit einer Dauertemperatur von rund 37 °C „brennt". Seinen Bedarf an Energie für Wachstum, Körpertemperatur, jede Art von Arbeit und für alle Stoffwechselleistungen deckt er aus der Verbrennung der *Energie liefernden* Nährstoffe Kohlenhydrate,

Fett und Eiweiß (Proteine). Sie sind die Grundbausteine unserer Ernährung. Dabei liefern Fette mehr als das Doppelte an Kalorien wie Kohlenhydrate oder Eiweiße. Ein nicht zu unterschätzender Energielieferant ist außerdem der Alkohol:

Energiegehalt pro Gramm:

| | |
|---|---|
| Eiweiß: | 17 kJ (= 4 kcal) |
| Fett: | 37 kJ (= 9 kcal) |
| Kohlenhydrate: | 17 kJ (= 4 kcal) |
| Alkohol: | 30 kJ (= 7 kcal) |

Daneben sind wir auch auf die regelmäßige Zufuhr von *nicht Energie liefernden* „Mikronährstoffen" angewiesen. Das sind Vitamine und Mineralstoffe, die zwar keinen Beitrag zu unserer Energieversorgung leisten, aber ohne sie wäre unser Körper nicht zu diesen außerordentlichen Wachstums- und Stoffwechselleistungen fähig. Sie sind wie die Energieträger lebensnotwendig (essenziell) für uns und müssen immer in ausreichenden Mengen mit dem Essen aufgenommen werden, damit wir fit und gesund bleiben. Dass das nicht immer leicht ist, erfahren Sie im nächsten Kapitel.

## Warum ist es heute schwierig, dem Körper ausreichend Nährstoffe zuzuführen?

### Schlechte Qualität der Lebensmittel

Der Vitamin- und Nährstoffgehalt vieler Obst- und Gemüsesorten ist von der Bodenqualität abhängig. Moderne landwirtschaftliche Intensivbewirtschaftung, saurer Regen und andere Umweltverschmutzungen laugen den Boden aus und entziehen ihm wichtige Mineralstoffe. Frühe Erntezeiten und lange Transportwege tragen ebenfalls zu einer verschlechterten Qualität von Obst und Gemüse bei. Ist das Obst und Gemüse beim Händler oder im Supermarkt wirklich frisch oder liegt es dort schon seit Tagen? Daneben wirkt sich auch die starke Verarbeitung nachteilig aus. Viele Vitamine reagieren sehr empfindlich auf die Einwirkung von Hitze, Licht, Luft und Chemikalien und werden dadurch zerstört. Es ist daher häufig eine Herausforderung, sich mit guten Lebensmitteln zu versorgen.

Mit diesen Nährstoffverlusten müssen Sie bei der Herstellung, Lagerung und Verarbeitung von Lebensmitteln rechnen:

## Verlust von Nährstoffen bei Herstellungsverfahren, Lagerung und Vorbereitung

| Lebensmittel | Verarbeitung | Nährstoffe | Verlust |
|---|---|---|---|
| Hülsenfrüchte (z. B. Bohnen, Linsen) | gekocht | Kupfer, Eisen, Zink | 15–30 % |
| Huhn | tiefgekühlt | Vitamin $B_1$, $B_2$ und Niacin | 20–40 % |
| Fisch | eingedost | B-Vitamine | 70 % |
| Milch | pasteurisiert | Vitamin C und B-Vitamine | 10–25 % |
|  | ultrahomogenisiert | Vitamin C und Folsäure | 15–30 % |
| Rindfleisch | gebraten | Vitamin $B_1$, $B_6$, Pantothensäure | 25–60 % |
| Schweinefleisch | gebraten | Kalium, Magnesium | 25–30 % |
| Erdbeeren | tiefgekühlt | Vitamin C | 45 % |
| Aprikosen | tiefgekühlt | Vitamin C | 25 % |
| Gemüse | gekocht | Vitamin $B_1$, $B_2$, Folsäure Vitamin C | 30–75 % |
|  | gedämpft | Vitamin $B_1$, Folsäure Vitamin C | 30–40 % |
|  | gekocht | Carotinoide | 20–35 % |
| Gemüse (z. B. Spinat Blumenkohl, Lauch) | gekocht | Magnesium, Zink, Calcium | 25–40 % |
| Reis, poliert | gekocht | Vitamin $B_1$, $B_2$, $B_6$ | 50 % |

**Fortsetzung**

| Lebensmittel | Verarbeitung | Nährstoffe | Verlust |
|---|---|---|---|
| Hülsenfrüchte | gekocht | B-Vitamine | 35–50 % |
| Pflanzenöle (z. B. Sonnenblumenöl, Sojaöl) | raffiniert | Vitamin E | 70 % |
| | Lichtexposition für mehrere Monate | Vitamin E | 30–60 % |
| Gemüse | Konserve | Vitamin A | 20–30 % |
| Vollkornteigwaren | gekocht | Eisen, Magnesium, Kalium | 25–40 % |
| Brot | gebacken und für 3 Tage gelagert | Vitamin $B_1$, $B_6$ | 25 % |
| Weizenmehl, Reis | raffiniert | Vitamin E, B-Vitamine, die meisten Mineralstoffe und Spurenelemente | 50–95 % |

## Lebensgewohnheiten

Obwohl uns gesunde und wertvolle Nahrungsmittel zur Verfügung stehen, lassen wir uns zu häufig von den falschen Produkten verführen. Raffinierte Getreideerzeugnisse, Vollmilchprodukte und **industriell verarbeitete Esswaren** als typische Bestandteile unserer modernen Ernährung führen zu einem zu hohen Konsum von Salz, Fett, Cholesterin und Zucker. In der Folge sind wir unterversorgt mit Ballaststoffen, essenziellen Fettsäuren, Vitaminen und Mineralstoffen. Kochen Sie mit wenig verarbeiteten Grundnahrungsmitteln und meiden Sie Fertigprodukte.

## Zeitmangel

Aus Zeitmangel kommen die Mahlzeiten zu kurz. Sie essen vielleicht während der Arbeit gar nichts und registrieren plötzlich ein starkes Hungergefühl, das sie dann schnell mit etwas Süßem stillen. Wenn Sie kochen, verwenden Sie viele von der Industrie vorgefertigte Produkte oder Fertiggerichte, weil es schnell gehen muss. Eine ausgewogene Ernährung erreichen Sie bestenfalls am Wochenende. Gleichzeitig ist Ihr Bedarf an Nährstoffen und sekundären Pflanzeninhaltsstoffen (besonders Antioxidanzien) durch Stress und Hektik des Alltages gestiegen.

### Umweltverschmutzung erhöht unseren Bedarf an Mikronährstoffen, wie

Vitamin E als Schutz der Lungen bei Luftverschmutzung, Selen und Zink als Schutz bei Schwermetallbelastung, Vitamin C als Schutz vor gesundheitsgefährdenden Lebensmittelzusätzen.

### Erhöhte Belastung mit freien Radikalen erfordert mehr Antioxidanzien

Freie Radikale entstehen durch Umweltverschmutzung, Stress, Rauchen, aber auch durch Stoffwechselprozesse (vgl. Seite 81 f). Sie erhöhen den Bedarf an Antioxidanzien, die wir in Form von Vitaminen und sekundären Pflanzeninhaltsstoffen (dienen nicht primär der Ernährung, beispielsweise Aromastoffe) mit der Nahrung aufnehmen – meistens jedoch nicht genug, sodass Nährstoffsupplemente eine gute Ergänzungsmöglichkeit darstellen.

### Konsum von Alkohol, Tabak und Medikamenten

beeinträchtigt das Stoffwechselgleichgewicht und raubt dem Körper viele Mikronährstoffe. Nehmen Sie die Pille, brauchen Sie mehr Folsäure und Vitamin $B_6$. Wenn Sie rauchen, verbrauchen Sie 2- bis 3-mal mehr Vitamin C und $B_{12}$.

Alkoholkonsum führt zu Eisen-, Zink- und Magnesiumverlusten sowie zu Mängeln an vielen B-Vitaminen.

### Veränderte Erkenntnisse aus der Wissenschaft

Durch Forschung kommen neue Erkenntnisse hinsichtlich Bedarf und Bedeutung von Nahrungsbestandteilen hinzu: „An apple a day keeps the doctor away" zählt nicht mehr – es werden heute mindestens fünf Gemüse- und Obstmahlzeiten täglich empfohlen.

# Grundbausteine der Ernährung

## Kohlenhydrate

Kohlenhydrate sind mengenmäßig die Hauptenergie-Lieferanten in unserem Organismus. Sie kommen in komplexer, schwer löslicher Form als Stärke (wie in Kartoffeln, Getreide) und als leicht lösliche, einfache Kohlenhydrate in Form von Zuckern vor. Einfachzucker sind:

- Fructose (Fruchtzucker)
- Saccharose (Kristall- oder Haushaltszucker aus Zuckerrohr und Zuckerrüben)
- Glukose (Traubenzucker)

Kohlenhydrate dienen unseren Körperzellen als „Brennstoff". Dazu werden sie im Körper gespalten und in Glukose umgewandelt. Glukose ist der Energielieferant für alle Zellen im Organismus. Aus zwei Zuckermolekülen aufgebaut ist beispielsweise Milchzucker (Lactose). Er wird von vielen (vor allem älteren Menschen) schlecht verdaut, sodass es nach dem Verzehr von Milchprodukten häufig zu Bauchschmerzen und Blähungen kommt.

Auch wenn schließlich alle Kohlenhydrate zu Glucose werden, ist es wichtig, dass wir uns nicht nur von Einfachzucker (wie Süßigkeiten) ernähren, sondern mit „komplexen" Kohlenhydraten.

In unserer modernen industrialisierten Nahrungsherstellung sind Kohlenhydrate häufig stark verarbeitet (raffiniert). Darunter fallen beispielsweise Weißmehle und polierter Reis.

Neben der Stärke zählen die *Ballaststoffe* (Faserstoffe) auch zu den komplexen Kohlenhydraten. Früher galten sie nur als unnötiger „Ballast" und „Abfallprodukt". Heute aber wissen wir ihre vielen wichtigen Eigenschaften zu schätzen: Sie können nicht verdaut werden, regen aber die Darmtätigkeit an, helfen bei der Ausscheidung von Schadstoffen und tragen dadurch zur Senkung des Darmkrebsrisikos bei. Ferner sind sie an der Senkung der Cholesterinwerte beteiligt und machen länger satt. Sie sind reichlich in Obst, Gemüse und Vollkornprodukten enthalten.

Weitere Nahrungsmittel, die reichlich Ballaststoffe und weitere nützliche Pflanzeninhaltsstoffe, enthalten (Angabe in Gramm Fasern/100 g Lebensmittel):

- Weizenkleie                           50
- Haferkleie                            20
- Roggenknäckebrot                      15
- Haferflocken                          10
- Getrocknete Aprikosen, Rosinen        8
- Hülsenfrüchte                         3–8
- (Rosen-)Kohl                          5

Komplexe Kohlenhydrate haben auch den Vorteil, dass sie nur langsam zu Glucose werden und in unserem Blutkreislauf ankommen. Dadurch versorgen sie uns lang andauernd mit Energie. Wir bleiben länger fit und erleiden keine Heißhungerattacken wie nach Süßigkeiten. Denn Einfachzucker werden sofort vom Körper aufgenommen und „schießen" ins Blut. Das schnelle „Energie-Hoch" wird aber genauso schnell von einem „Tief" abgelöst.

Fruchtzucker dagegen, der vor allem im Obst vorkommt, verursacht keine so hohen Energieschwankungen und ist daher besser bekömmlich. Insgesamt ist der Anteil von Zucker im Obst gering, da die meisten Obstsorten hauptsächlich aus Wasser bestehen (Äpfel bestehen zu 85 % aus Wasser). Zurückhaltung ist dagegen bei Trockenobst geboten, das bis zu 55 % Zucker enthält.

Früchte sind optimale, kalorienarme Nährstoff- und Ballaststofflieferanten.

## Fett

Der Körper benötigt Fette

- hauptsächlich für die Energieversorgung und als Energie-depots
- als Geschmacksträger und für die Aufnahme fettlöslicher Vitamine (A, D, E und K)
- zur Unterstützung der für die Verdauung notwendigen Gallensalze

Die Bausteine von Fett sind Glycerin und Fettsäuren. Sie enthalten auch fettlösliche Vitamine, Farb- und Aromastoffe sowie Cholesterin. Die meisten Menschen lieben das angenehme sahnige Geschmackserlebnis fettreicher Nahrung, die in „mageren Zeiten" aufgrund der geballten Energie überlebensnotwendig war. In unseren „fetten Zeiten" dagegen führt eine fettreiche Ernährung zu Zivilisationskrankheiten wie beispielsweise Herzinfarkt, Schlaganfall, Krebs und Diabetes.

Tiere speichern wie der Mensch Fett als Energiereserven. Deshalb enthalten tierische Produkte viel mehr Fett als pflanzliche. Beschränken Sie den Fettgehalt Ihrer Nahrung auf 30 % der Energie(Kalorien-)zufuhr. Das sind für Erwachsene bei mittlerer körperlicher Tätigkeit 70–90 g pro Tag. Aber wir essen mit rund 140 g täglich viel zu fett! Besonders der hohe Fleisch- und Wurstkonsum ist dafür verantwortlich.

So viel Fett steckt beispielsweise in:

| | |
|---|---|
| 1 Portion Pommes frites | 29 g |
| 1 Portion Putenbrust (150 g) | 1,5 g |
| 1 Schweineschnitzel (150 g) | 3 g |
| 1 Cheeseburger | 12 g |
| 1 Glas Vollmilch (200 ml) | 7 g |
| 1 Portion Kartoffeln (200 g) | 0,2 g |

Fett ist jedoch nicht gleich Fett; entscheidend ist, ob es sich um Fett mit viel *gesättigten* (gekühlt fest, wie Butter) oder *ungesättigten* Fettsäuren (bleibt gekühlt flüssig, wie Distelöl) handelt. Der Grad an Sättigung ergibt sich aus der chemischen Struktur. Gesättigte Fettsäuren sind überwiegend tierischen und ungesättigte pflanzlichen Ursprungs. Ausnahmen sind die essenziellen ungesättigten Omega-3-Fettsäuren, die reichlich in Fisch(-öl) vorkommen.

Gesättigte, tierische Fette sind viel gefährlicher als ungesättigte, da sie beispielsweise an der Entstehung von Kalkablagerungen in den Blutgefäßen (Arteriosklerose), Herzinfarkt, Schlaganfall sowie Darm- und Prostatakrebs beteiligt sind.

Viele ungesättigte Fettsäuren sind für uns essenziell; wir müssen sie mit der Nahrung aufnehmen, da unser Körper sie nicht selbst herstellen kann. Sie helfen bei der Blutdruckregulierung und schützen unsere Gefäßwände. Auf der anderen Seite sind sie sehr empfindlich und werden schnell von Sauerstoff angegriffen – sie oxidieren. Auch durch starke Erhitzung, wie beim Frittieren, werden Fettsäuren oxidiert. Das Fett wird bräunlich und „riecht". Es ist ranzig geworden. Die so gebildeten Substanzen können die Körperzellen schädigen. Daher ist es wichtig, gleichzeitig Antioxidanzien aufzunehmen, also Stoffe, die dem Ranzigwerden entgegenwirken.

! Es sollten nur hochwertige, bei der Herstellung nicht erhitzte, also kalt gepresste Öle mit ungesättigten Fetten verwendet werden. Die gleichzeitige Aufnahme von Vitamin E schützt den Körper vor ranzigen Fetten.

In Margarine und vielen industriell hergestellten Backwaren sind pflanzliche Öle *gehärtet* worden. Da solche Produkte beispielsweise das Arteriosklerose-Risiko erhöhen, sollten Sie diese meiden.

! Verwenden Sie **keine** Margarine anstelle von Butter, weil sie erhöhte Cholesterinwerte haben. Der Cholesteringehalt von Butter ist für Ihre erhöhten Werte nicht verantwortlich, sondern der hohe Verzehr von gesättigten Fetten (Fleisch)!

Essenzielle und für unsere Gesundheit wichtige mehrfach ungesättigte Fettsäuren sind Linolsäure, Linolensäure und Omega-3-Fettsäuren.

Vorkommen in der Nahrung:

- Linolsäure
  Pflanzenöle (Mais, Distel, Sojabohnen, Sesam, Sonnenblumen)
- Linolensäure
  Sojabohnen, Walnüsse, Weizenkeime, Leinsamen und die daraus hergestellten Öle
- Gamma-Linolensäure
  Nachtkerzenöl, Borretschöl, Öl aus den Samen der schwarzen Johannisbeere
  Omega-3-Fettsäuren: EPA (Eicosopentaensäure) und DHA (Docosahexaenosäure)
- Fische und Meerestiere (Hering, Thunfisch, Lachs, Makrele, Heilbutt, Bachforelle, Hummer, Garnele, Hecht, Miesmuscheln); auch Weizenkeimöl, Leinsamenöl und Walnüsse sind gute Quellen. Allerdings besitzen die pflanzlichen Omega-3-Fettsäuren nicht die gleiche biologische Wertigkeit. Momentan haben wir Mühe, uns ausreichend mit Omega-3-Fettsäuren zu versorgen.

Nehmen Sie so wenig wie möglich gesättigte Fette und gehärtete Fette zu sich. Erdnuss- und Olivenöl enthalten überwiegend die ebenfalls gesunde und hitzebeständige Ölsäure. Diese können Sie gut zum Kochen und Braten verwenden.

Olivenöl für warme und kalte Speisen, mehrfach ungesättigte Fette wie Distel-, Sonnenblumen- und Maiskeimöl nur in kalten Gerichten verwenden.

*Cholesterin* ist ein lebensnotwendiger Fettbestandteil, den unser Körper selbst produzieren kann. Den geringeren Anteil nehmen wir mit dem Essen auf. Es ist wichtig für die Hormonbildung und als Zellwandbestandteil für die Wasserundurchlässigkeit unserer Haut. Es ist nur in tierischen Lebensmitteln enthalten:

Cholesterinreiche Nahrungsmittel sind:
- Hühnerei
- Rind- und Schweinefleisch
- Innereien (Leber, Niere)
- Butter
- Hartkäse
- Milchprodukte (Vollmilch, Schlagsahne etc.)
- Wurst
- Meeresfrüchte

Große Mengen Nahrungs-Cholesterin können bei Cholesterin-empfindlichen Menschen den Cholesterinspiegel im Blut erhöhen. Aber in der Regel ist der hohe Anteil von gesättigten Fetten in Fleisch- und Wurstprodukten für die Zivilisationskrankheit der erhöhten Cholesterinwerte entscheidend. Dagegen tauchen Krankheiten wie Krebs, Arthritis und vor allem Schlaganfall und Herzinfarkt seltener auf, wenn stattdessen viel Meeresfisch (Omega-3-Fette) konsumiert wird.

## Eiweiß und Aminosäuren

Eiweiße (Proteine, Proton = das Erste) sind die wichtigsten Grundbausteine des Körpers, der zu 20 % aus Eiweiß besteht. Muskeln, Knochen und Haut sind besonders eiweißreich. Ohne sie funktioniert unser Stoffwechsel nicht. So befördern Eiweiße Nährstoffe und Sauerstoff durch den Körper. Enzyme („Biokatalysatoren"), Hormone und Antikörper bestehen ebenfalls aus Eiweiß.

Eiweiße sind aus Aminosäuren aufgebaut, von denen es 20 gibt. Sie unterliegen ständigen Auf-, Ab- und Umbauprozessen. Davon sind neun für den Menschen essenziell und müssen mit der Nahrung aufgenommen werden. Dazu gehören:

- Histidin
- Isoleucin

- Leucin
- Lysin
- Methionin/Cystein*
- Phenylalanin/Tyrosin*
- Threonin
- Tryptophan
- Valin

* können möglicherweise als Ersatz dienen

Die Mischung der verschiedenen Aminosäuren bestimmt den Charakter und die Funktion des Eiweißes. Je mehr essenzielle Aminosäuren enthalten sind, desto vollwertiger ist das Eiweiß. Tierische Nahrungsmittel sind im Gegensatz zu einzelnen pflanzlichen Nahrungsmitteln in der Regel hochwertiger. Pflanzlichen Nahrungsmitteln fehlt meistens mindestens eine der essenziellen Aminosäuren. Sie werden aber durch günstige Kombination aufgewertet und sind dann ausgezeichnete Quellen für qualitativ hochwertiges Eiweiß. Milch und Eier enthalten zusammen das qualitativ beste Eiweiß, da sie alle neun essenziellen Aminosäuren in einem für den Körper günstigen Verhältnis enthalten. Die *„biologische Wertigkeit"* gibt an, wie viel Gramm Eiweiß durch 100 g Nahrungseiweiß aufgebaut werden kann.

**Beispiele für die biologische Wertigkeit:**

| | |
|---|---|
| Vollei | 100 |
| Milch | 85 |
| Käse | 85 |
| Soja | 85 |
| Thunfisch | 83 |
| Rindfleisch | 83 |
| Roggenmehl | 75 |
| Mais | 75 |
| Bohnen | 73 |
| Weizenmehl | 56 |

**Mit diesen Kombinationen können Sie eine besonders hohe biologische Wertigkeit erreichen:**

| Nahrungsmittel | Verhältnisse (%) | Biologische Wertigkeit |
|---|---|---|
| Bohnen + Mais | 52 : 48 | 101 |
| Milch + Weizen | 75 : 25 | 105 |
| Vollei + Weizen | 68 : 32 | 118 |
| Vollei + Milch | 71 : 29 | 122 |
| Vollei + Kartoffel | 35 : 65 | 137 |

Besonders, wenn Sie sich vegetarisch ernähren, sollten Sie auf hochwertige Eiweißkombinationen achten. Bei der Mehrzahl der Erwachsenen stellt die Eiweißversorgung allerdings kein Problem dar. Vielmehr enthält sie durch den ausgiebigen Verzehr von proteinreichen Fleisch- und Milchprodukten zu viel Eiweiß. Übermäßige Eiweißzufuhr kann zu Verlusten von Mineralien führen. Produkte aus dem Eiweißabbau müssen von der Leber verarbeitet und von den Nieren ausgeschieden werden. Dabei werden Calcium, Magnesium und andere wichtige Mineralstoffe ausgeschwemmt. Wir nehmen etwa doppelt so viel Eiweiß auf wie wir zur Erhaltung unserer Gesundheit brauchen. Dieser Eiweißüberschuss trägt zur großen Häufigkeit von Osteoporose, Allergien und Immunstörungen in den Industrienationen bei.

Eiweißreiche Lebensmittel sind alle Fleisch-, Fisch- und Milchprodukte, die aber meistens auch viel Fett enthalten. Gute pflanzliche Eiweißquellen sind Hülsenfrüchte und Vollkornprodukte, die Sie zudem mit wenig Fett und viel Ballaststoffen versorgen. Selbst in Früchten sind Eiweißspuren vorhanden. Allerdings sind die Mengen so gering, dass sie für die Eiweißversorgung keine Rolle spielen.

# Nährstoffe, die keine Energie liefern: Vitamine, Mineralien und Spurenelemente

## Vitamine

Vitamine zählen wie Mineralstoffe und Spurenelemente zu den Mikronährstoffen, die keine Energie liefern. Allerdings erfüllen sie im menschlichen Organismus unzählige Funktionen und sind beispielsweise für das Immunsystem von herausragender Bedeutung. Vitamine sind lebensnotwendig (Vita = Leben), und da unser Körper sie in der Mehrzahl nicht selbst bilden kann, müssen wir sie mit der Nahrung aufnehmen. Bei Unterversorgung kommt es zu Störungen im Stoffwechsel und bei völligem Fehlen, abhängig von den Vorräten im Körper, zum Tod. Überversorgungen sind dagegen nur in Einzelfällen problematisch (Vitamin A und D).

Vitamine werden aufgrund ihrer chemischen Eigenschaften in fettlösliche und wasserlösliche Vitamine eingeteilt. Die fettlöslichen Vitamine A, D, E und K können vom Körper nur genutzt werden, wenn sie in Kombination mit geringen Mengen Fett (z. B. aus Milch, Butter oder Pflanzenöl) aufgenommen werden.

Wasserlöslich und daher unabhängig von Begleitstoffen sind Vitamin C, Pantothensäure und die Gruppe der B-Vitamine.

Die Dosierungsangaben zur Verhinderung von Mängeln im folgenden Text entstammen den „Referenzwerten für die Nährstoffzufuhr" (D-A-CH, 2000) und für den therapeutischen Bereich Pauling (1986) und Werbach (1990) sowie neueren Erkenntnissen aus der Praxis. Für Schwangere gelten andere Werte, die ab Seite 78 beschrieben sind. Im folgenden Kapitel erfahren Sie, was die einzelnen Vitamine und Mineralien leisten und wo sie vorkommen.

## Vitamin A, Beta-Carotin und Carotinoide

Vitamin A (Retinol) kommt nur in tierischen Nahrungsmitteln vor. Es ist beispielsweise in Milch, Eiern oder Fleisch an Fett gebunden. Daher ist der Gehalt an Vitamin A in fettarmen Lebensmitteln – auch in den so genannten „Light-Produkten" – stark vermindert. In Pflanzen ist Vitamin A nur in Form von Vorstufen (Provitaminen), den Carotinoiden, enthalten. Beta-Carotin ist das am häufigsten in der Natur vertretene Carotinoid und ein bedeutender Lieferant für unsere Vitamin A-Versorgung. Carotinoide werden im Körper zu Retinol umgewandelt. Unveränderte Carotinoide schützen den Körper zudem als Antioxidanzien gegen aggressive freie Radikale (siehe Kapitel Antioxidanzien).

**Dafür ist Vitamin A wichtig:**
- in der Netzhaut für den Sehvorgang
- für das Zellwachstum von Haut, Schleimhaut und Haaren
- für die Immunabwehr, Produktion von Antikörpern
- zur Bildung von Hormonen, z. B. Sexualhormonen
- für Wachstum und Entwicklung im Kindes- und Jugendalter
- für den Aufbau von roten Blutkörperchen und Eisentransport
- für Spermienentwicklung und -beweglichkeit
- für Knochenwachstum und -heilung
- für den Aufbau von Eiweiß im Nervensystem

**Mögliche Ursachen von Vitamin-A-Mangelzuständen:**
- Kindheit und Jugend
- Stress, Infektionen oder Operationen
- Rauchen und Alkoholkonsum
- Sonnenlicht
- Bildschirmarbeit, Fernsehen, Lesen
- Fettresorptionsstörungen

- Medikamente wie Cholesterinsenker, Abführmittel, Schlafmittel
- Diabetes und Schilddrüsen-Unterfunktion

**Das kann bei Vitamin A-Mangel passieren:**
- schlechte Anpassung der Augen an trübes Licht (Nachtblindheit)
- trockene juckende und gerötete Bindehaut
- trockene, raue, juckende Haut mit Ausschlägen
- trockene, spröde Haare und Nägel
- verringerter Geruchssinn, Tastsinn und Appetit
- Müdigkeit
- Verminderung der roten Blutkörperchen im Blut
- geringes Wachstum
- erhöhte Infektanfälligkeit
- erhöhtes Krebsrisiko
- verminderte Fortpflanzungsfähigkeit
- erhöhte Gefahr von Nierensteinen

**Weitere Anwendungen von Vitamin A sind die Prävention und Therapie von verschiedenen Erkrankungen wie**
- Arteriosklerose
- Asthma
- Augenkrankheiten
- Haut- und Kopfhauterkrankungen
- Infektionskrankheiten

**Dosierung** (in mg Retinol-Äquivalent = RE; 1 mg RE = 1 mg Retinol = 6 mg Beta-Carotin = 3333 internationale Einheiten/IE):

- Zur Verhinderung von Mängeln
  Bei Frauen (nicht Schwangere):    0,8
  Bei Männern:    1,0
- Zur Therapie:    3–12 (10.000–40.000 IE)

Die zur Prävention empfohlene tägliche Beta-Carotin-Dosis liegt bei 2–6 mg, der übliche therapeutische Dosierungsbereich bei 15–45 mg/Tag.

## Überdosierungen von Vitamin A:

In extrem hohen Dosen kann Vitamin A Nebenwirkungen auslösen, was bei langfristiger und hoch dosierter Einnahme (> 50–100.000 IE Vitamin A) berücksichtigt werden muss. Besonders bei schwangeren Frauen im ersten Schwangerschaftsdrittel besteht die Gefahr von Fehlgeburten oder Fehlbildungen. Deshalb sollen in den ersten drei Monaten einer Schwangerschaft nicht mehr als 10.000 IE Vitamin A pro Tag eingenommen werden. Natürliche Carotinoide dagegen sind auch in hohen Dosen unbedenklich, da der Körper davon nur so viel in Vitamin A umwandelt, wie er tatsächlich braucht.

**Diese Lebensmittel leisten einen wichtigen Beitrag zu Ihrer Versorgung mit Vitamin A (mg/100 g verzehrter Nahrung):**

| Hohe Werte sind in: Tierisch | | Pflanzlich* | |
|---|---|---|---|
| Kalbsleber:** | 28 | Kohl/Grünkohl: | 0,8 |
| Thunfisch in Öl: | 0,4 | 1 große Möhre: | 0,81 |
| 1 mittelgroßes Ei: | 0,1 | Spinat: | 4,6 |
| Cheddar Käse: | 0,29 | 3 Aprikosen: | 0,29 |
| Butter: | 0,59 | 1 großer Pfirsich: | 0,2 |
| Vollmilch: | 0,03 | | |
| Allgemein gute Quellen sind: Tierisch | | Pflanzlich* | |
| Leber | | Grünes Gemüse | |
| Milch | | Gelbes Gemüse | |
| Butter | | Möhren, Kürbis | |
| Käse | | Tomaten Mango Pflaumen | |

\* Bei pflanzlicher Kost: Anteil Beta-Carotin und andere Carotinoide in mg Retinol
\*\* Leber (Innereien) kann eine hohe Schadstoffbelastung aufweisen. Kaufen Sie daher möglichst Bio-Leber.

Mögliche fleischlose Kombinationen für eine gute Vitamin A-Versorgung sind beispielsweise:

- Kartoffel-Möhren-Auflauf mit Käse-Sahne-Soße
- Spinat mit Schafskäse mit oder ohne Kartoffeln
- Nachtisch 1 Mango, 1 Papaya oder 1 Kakifrucht

Insgesamt ist es aber schwierig, eine optimale Versorgung mit Vitamin A und Carotinoiden über die durchschnittliche Ernährung zu erreichen. Daher sind Nahrungsergänzungsmittel sehr empfehlenswert. Untersuchungen haben auch gezeigt, dass Beta-Carotin in Kapseln deutlich besser für den Körper verwertbar ist als gleiche Mengen in Karotten (Brown, 1989).

## Vitamin D

Vitamin $D_3$ (Cholecalciferol) ist das einzige Vitamin, bei dem die biologisch aktive Form ein Hormon (Calcitriol) ist, das im Körper aus Vitamin D entsteht. Vitamin D kann auch aus einer Vorstufe, die vom Cholesterin abstammt, in unserer Haut durch Sonnenbestrahlung aufgebaut werden (für den Tagesbedarf: 40 cm$^2$ Haut für 1 Stunde der Sonne aussetzen).

**Dafür ist Vitamin D wichtig:**
- Förderung der Calciumaufnahme und Ablagerung von Mineralien in den Knochen
- Immunsystem: Unterstützung der weißen Blutkörperchen, (z. B. „Killerzellen", Antikörper-bildende Zellen)
- Zellwachstum und Entwicklung besonders bei weißen Blutkörperchen und Zellen von Deckgeweben

**Mögliche Ursachen von Vitamin-D-Mangelzuständen:**
- Ungenügende Sonnenbestrahlung (besonders nördliche Breitengrade im Winter, zu wenig Bewegung im Freien)
- vegetarische Ernährung
- hohes Alter
- Fettverdauungsstörungen

- chronische Nierenleiden
- chronische Schwermetallbelastungen

**Das kann bei Vitamin-D-Mangel passieren:**

*Kinder und Jugendliche:*
- Wachstums- und Entwicklungsverzögerung
- Rachitis (weiche Knochenmasse, Verformungen der Wirbelsäule, Veränderungen der Gelenke)
- Verspäteter Zahnwechsel und schlechte Entwicklung des Zahnschmelzes
- Gestörtes Immunsystem mit vermehrten Infekten
- Reizbarkeit und Ruhelosigkeit

*Erwachsene:*
- Verlust von Mineralien im Knochen, erhöhtes Osteoporose-Risiko
- Verlust des Gehörs und Ohrensausen
- Gestörtes Immunsystem mit wiederholten Infekten
- Muskelschwäche, besonders an Hüfte und Becken
- Erhöhtes Risiko für Dickdarm- und Brustkrebs

**Außerdem ist Vitamin D bedeutsam bei der Prävention und Therapie von verschiedenen Erkrankungen wie**
- Knochenproblemen: Rachitis, Osteoporose, Schutz von Zähnen und Zahnfleisch
- Krebsprävention
- Psoriasis
- Multiple Sklerose
- Stärkung des Immunsystems
- Verlust des Gehörs

**Überdosierungen von Vitamin D:**
Vitamin D ist bei Überdosierung (Erwachsene > 1000 µg, Kinder >100 µg täglich) toxisch.

**Dosierung** (µg Vitamin $D_3$):
- Zur Verhinderung von Mängeln:  5–10
- Zur Therapie:  10–40

## Diese Lebensmittel sollten Sie häufig essen, um sich gut mit Vitamin D zu versorgen (µg/100 g verzehrter Nahrung):

| Hohe Werte sind in: Tierisch | | Pflanzlich | |
|---|---|---|---|
| Hering | 27 | Steinpilz | 3,1 |
| Lachs | 16 | Pfifferling | 2,1 |
| Heilbutt | 15 | Zuchtchampignon | 1,9 |
| Flunder | 10 | | |
| Thunfisch | 5 | | |
| 1 mittleres Hühnerei | 1 | | |
| Kalbsleber | 1 | | |
| Käse | 1 | | |
| **Allgemein gute Quellen sind:** Tierisch | | **Pflanzlich** | |
| Fisch | | nur Pilze | |
| Milch | | | |
| Eier | | | |
| Camembert | | | |
| Parmesan | | | |

Wildpilze sollten Sie jedoch nicht zu häufig in großen Mengen verzehren, da die Strahlen- und Schwermetallbelastung teilweise noch hoch ist. Bei Zuchtpilzen wie Champignons bestehen dagegen keine Bedenken.

Mögliche Kombinationen für eine gute Vitamin-D-Versorgung sind beispielsweise:

- Nudeln mit Tomaten-Thunfischsoße oder Sahne-Lachs-Soße
- Zander auf Pfifferlingen mit Meerrettichcreme
- Gebackener Camembert

### ▋ Vitamin E

Die aktivste und häufige Verbindung aus der Vitamin-E-Gruppe ist das alpha-Tocopherol. Die biologische Aktivität der natürlichen Form von Vitamin E ist etwa 2- bis 3-mal höher als die von synthetisch hergestelltem Vitamin E.

**Dafür ist Vitamin E wichtig:**
- Antioxidationsmittel, schützt als wichtigstes fettlösliches Antioxidans die Zellmembranen vor freien Radikalen
- Antithrombosemittel, hemmt die Verklumpungsneigung von Blutplättchen und fördert dadurch die Durchblutung

**Mögliche Ursachen von Vitamin-E-Mangelzuständen:**
- Genuss von Weißmehl
- Hoher Anteil von mehrfach ungesättigten Fettsäuren in der Nahrung
- Umwelteinflüsse
- Selenmangel
- Fettverdauungsstörungen
- Leistungssport

**Das kann bei Vitamin-E-Mangel passieren:**
- Erhöhte Unfruchtbarkeit und Unterversorgung der Geschlechtsorgane
- Zerfall von Herzmuskelzellen
- Entartung der Neuronen im Rückenmark und in den Nervensträngen
- Verringerte Zellwandstärke der roten Blutkörperchen führt zu Zellzerstörung und Anämie

**Außerdem ist Vitamin E bedeutsam bei der Prävention und Therapie von verschiedenen Erkrankungen wie**
- Alzheimer-Krankheit
- Anämie (Blutarmut)
- Diabetes mellitus
- Hauterkrankungen/Hautpflege
- Herz-Kreislauf-Erkrankungen

- Unterstützung des Immunsystems
- Augenerkrankungen wie Grauer Star und Macula-Degeneration
- Krebsprävention
- Prämenstruelle Beschwerden
- Neurologische Störungen
- Rheuma

## Dosierung von natürlichem Vitamin E in mg:

- *Zur Verhinderung von Mängeln:*
  Bei Frauen:        11–12
  Bei Männern:       12–15
  Zur Therapie:      100–1000

## Überdosierungen von Vitamin E:

Dosen bis zu 800 mg Vitamin E täglich gelten für gesunde Erwachsene als unbedenklich.

## Gute Vitamin-E-Quellen sind diese Lebensmittel (mg/100 g verzehrter Nahrung):

| Hohe Werte sind in: Tierisch | | Pflanzlich | |
|---|---|---|---|
| Garnele | 3,5 | Distelöl | 35 |
| Lachs, Hering | 2 | Sonnenblumenkerne | 21 |
| 1 mittleres Hühnerei | 0,4 | Weizenkeime | 12 |
| | | Weizenkeimöl 1 El | 12 |
| | | 1 mittlere Süßkartoffel | 7 |
| Allgemein gute Quellen sind: Tierisch | | Pflanzlich | |
| | | Pflanzenöle | |
| | | Nüsse, Samen | |
| | | Avocados | |
| | | Getreide | |
| | | Wirsingkohl | |

Mögliche Kombinationen für eine gute Vitamin-E-Versorgung sind beispielsweise:

- Wirsingkohl mit Weizenfüllung
- Gemüse mit Avocado-Dip und Vollkornbrötchen
- Gemischter Salat mit Essig-Öl-Marinade (Distelöl, Sonnenblumenöl, Weizenkeimöl, Walnussöl)
- Nachtisch: frische Himbeeren

## Vitamin K

Es gibt zwei Hauptformen von Vitamin K: Vitamin $K_1$ (Phyllochinon) in pflanzlichen Nahrungsmitteln und Vitamin $K_2$ (Menachinon) in tierischen Nahrungsmitteln. Vitamin K wird auch von unseren Darmbakterien gebildet, jedoch ist noch unklar, wie gut es in den Stoffwechsel gelangt.

**Dafür ist Vitamin K wichtig:**
- Blutgerinnung
- Gesunderhaltung des Knochengerüsts (Bildung von Strukturproteinen im Knochen)

**Mögliche Ursachen von Vitamin-K-Mangelzuständen:**
- Lebererkrankungen
- hoher Alkoholkonsum
- Medikamente, z.B. Antibiotika zerstören die Darmflora, die Vitamin K produziert
- Fettresorptionsstörungen
- unzureichende körpereigene Bildung im Darm bei Neugeborenen

**Das kann bei Vitamin-K-Mangel passieren:**
- dauerhafte Blutungen, kleinere Mengen Blut im Stuhl, Neigung zu Hämatomen
- Beeinträchtigung des Knochenaufbaus

**Außerdem ist Vitamin K bedeutsam bei der Prävention und Therapie von verschiedenen Erkrankungen wie**

- Blutungstendenz bei Säuglingen
- Osteoporose

**Dosierung von Vitamin K in µg:**

- Zur Verhinderung von Mängeln:

| | |
|---|---|
| Bei Frauen: | 60–65 |
| Bei Männern: | 70–80 |
| Zur Therapie: | 30–100 |

**Überdosierungen von Vitamin K:**

Es sind keine schädlichen Wirkungen von Vitamin K bekannt.

## Diese Lebensmittel versorgen Sie mit Vitamin K (µg/100 g verzehrter Nahrung):

| Hohe Werte sind in: Tierisch | | Pflanzlich | |
|---|---|---|---|
| Rinderleber | 92 | Spinat | 415 |
| Butter | 30 | Rosenkohl | 236 |
| 1 mittleres Hühnerei | 11 | Brokkoli | 175 |
| | | Grünkohl | 125 |
| | | Grüner Tee | 71 |
| **Allgemein gute Quellen sind: Tierisch** | | **Pflanzlich** | |
| Leber | | Grünes Gemüse | |
| Eier | | Weißkohl | |
| Milch | | Blumenkohl | |
| | | Sauerkraut | |
| | | Pistazie | |

Mögliche Kombinationen für eine gute Vitamin-K-Versorgung sind beispielsweise:

- Spinat mit Spiegelei und Kartoffeln
- Schmorkohl (Weißkohl) mit Kartoffeln
- Porreetorte mit saurer Sahne und Käse überbacken
- Nachtisch frische Birnen oder Aprikosen

### Vitamin B₁ (Thiamin)

Der Körper hat nur eine geringe Speicherkapazität für Thiamin (etwa 30 mg), sodass eine regelmäßige, tägliche Zufuhr nötig ist, um Mangelerscheinungen zu vermeiden.

**Dafür ist Thiamin wichtig:**
- Energiestoffwechsel, in Verbindung mit Magnesium für die Energieproduktion wichtig
- Nervensystem, Übermittlung von Nervenimpulsen an das Gehirn und die peripheren Nervenzellen
- Eiweißaufbau, wie Kollagen in Haut, Knorpeln und Knochen

**Mögliche Ursachen von Thiamin-Mangelzuständen:**
- hoher Alkoholkonsum
- niedrige Zufuhrmengen aus der Nahrung
- Folsäuremangel (behindert Resorption von Thiamin)
- erhöhter Bedarf bei Stress, Fieber, Wachstum, Schilddrüsenüberfunktion
- Medikamenteneinnahme und orale Kontrazeptiva (Pille)

**Das kann bei Thiamin-Mangel passieren:**
- Sensibilitätsstörungen, verschlechterte Reflexe in Armen und Beinen
- Gleichgewichtsstörungen, schwankender Gang
- geistige Verwirrungszustände, Lern- und Gedächtnisstörungen, häufige Kopfschmerzen, Schlaflosigkeit
- Persönlichkeitsveränderungen (Depression, Reizbarkeit)
- schwache Muskulatur (besonders in den Waden) und allgemeiner Schwächezustand
- Herzklopfen, Kurzatmigkeit, Anämie (Blutarmut), Herzversagen, niedriger Blutdruck

- gestörte Energieproduktion und Müdigkeit
- gestörte Eiweißbildung, schlechte Wundheilung
- verringerte Produktion von Antikörpern bei Infekten
- Appetitlosigkeit, Verstopfung

**Außerdem ist Thiamin bei der Prävention und Therapie von verschiedenen Erkrankungen bedeutsam wie**

- Anämie (Blutarmut)
- Stärkung des Immunsystems
- Herzversagen
- hoher Alkoholkonsum
- körperliche Arbeit und sportliches Training
- Müdigkeit
- nervöse Störungen, Linderung chronischer Schmerzen
- Störungen des Zentralnervensystems, Alzheimer, Depression, Angst

**Dosierung von Thiamin in mg:**

*Zur Verhinderung von Mängeln:*

| | |
|---|---|
| Bei Frauen: | 1,0 |
| Bei Männern: | 1,0–1,3 |
| Zur Therapie: | 10–200 |

**Überdosierungen von Thiamin:**

Mengen über 200 mg können bei manchen Menschen Schwindel hervorrufen.

Mögliche Kombinationen für eine gute Thiamin-Versorgung sind beispielsweise:

- Vollkornnudeln mit Tomatensoße (Zwiebeln und Tomaten in Sonnenblumenöl angedünstet)
- Risotto aus Vollkornreis mit Erbsen und Nüssen in Pflanzenöl angedünstet
- Nachtisch: Müsli mit Früchten

**Gut mit Thiamin versorgt sind Sie, wenn folgende Lebensmittel regelmäßig auf Ihrem Speiseplan stehen (mg/100 g verzehrter Nahrung):**

| Hohe Werte sind in:<br>Tierisch | | Pflanzlich | |
|---|---|---|---|
| Schweinskotelett | 0,85 | Bierhefe (getrocknet) | 12 |
| Schinken | 0,80 | Hafermehl | 0,65 |
| | | Sonnenblumenkerne | 1,9 |
| Allgemein gute Quellen sind:<br>Tierisch | | Pflanzlich | |
| Schweinefleisch | | Vollkornbrot | |
| Geflügel | | Hülsenfrüchte | |
| | | Weizenkeime | |

## Vitamin B$_2$ (Riboflavin)

Riboflavin spielt als unerlässlicher Hilfsfaktor für zahlreiche Enzyme innerhalb des Kohlenhydrat-, Fettsäure- und Eiweiß-Stoffwechsels eine entscheidende Rolle.

**Dafür ist Riboflavin wichtig:**
- Energieproduktion aus Fett und Kohlehydraten
- Antioxidans
- Wachstum

**Mögliche Ursachen von Riboflavin-Mangelzuständen:**
- Wachstumsphasen: Kindheit und Adoleszenz, Schwangerschaft und Stillzeit
- Störungen des Magen-Darm-Traktes, Durchfall, Reizdarm
- genetische Störungen
- Medikamente, orale Kontrazeptiva (Pille), Beruhigungsmittel, Antibiotika
- hoher Alkoholkonsum
- chronische Krankheiten, Fieber, Krebs, Trauma

**Das kann bei Riboflavin-Mangel passieren:**

- gerötete, schuppige, fettige, schmerzhafte und juckende Hautstellen besonders um Nase, Mund, Ohren und Genitalien herum
- schmerzhafte Spalten und Risse an Mundwinkeln und Lippen, glatte, violett gefärbte Zunge
- Rötung, Brennen und vermehrtes Tränen der Augen, Lichtempfindlichkeit
- Anämie durch verminderte Produktion von roten Blutkörperchen
- Lethargie, Depression, Persönlichkeitsveränderungen
- erhöhte Gefahr an Grauem Star zu erkranken

**Außerdem ist Riboflavin bedeutsam bei der Prävention und Therapie von verschiedenen Erkrankungen wie**

- Prävention von Augenerkrankungen
- Entgiftung
- Hautpflege
- Migräne
- Müdigkeit

**Dosierung von Riboflavin in mg:**

- Zur Verhinderung von Mängeln:

| | |
|---|---|
| Bei Frauen: | 1,2 |
| Bei Männern: | 1,2–1,5 |
| Zur Therapie: | 10–100 |

**Überdosierungen von Riboflavin:**

Es gibt keine Berichte über schädliche Nebenwirkungen bei einer Riboflavin-Therapie.

Mögliche Kombinationen für eine gute Riboflavin-Versorgung sind beispielsweise:

- Vollkornpfannkuchen mit Schafskäse und Spinat gefüllt
- Hirsepfanne mit Champignons und Gemüse mit Joghurtsoße
- Reissalat mit Gemüse und Mandeldressing

**Riboflavin ist reichlich in folgenden Lebensmitteln enthalten (mg/100 g verzehrter Nahrung):**

| Hohe Werte sind in: Tierisch | | Pflanzlich | |
|---|---|---|---|
| Kalbsleber | 2,2 | Bierhefe | 4,0 |
| Joghurt | 0,18 | Champignons | 0,45 |
| | | Spinat | 0,2 |
| Allgemein gute Quellen sind: Tierisch | | Pflanzlich | |
| Milch | | Getreide | |
| Käse | | Hefe | |
| Fleisch, Geflügel | | | |
| Fisch | | | |

## Niacin

Das B-Vitamin Niacin nimmt eine Sonderstellung unter den Vitaminen ein, da es in der Leber aus der essenziellen Aminosäure Tryptophan gebildet werden kann. Sein Bedarf lässt sich theoretisch durch die Einnahme und Umwandlung von Tryptophan decken.

**Dafür ist Niacin wichtig:**
- antioxidative Wirkung besonders in der Leber
- Blutzucker-Regulierung
- Fett- und Cholesterin-Stoffwechsel
- Zellerneuerung
- Zell-Stoffwechsel
- Gesundheit der Haut und des Muskelgewebes, des Nerven- und Verdauungssystems

**Mögliche Ursachen von Niacin-Mangelzuständen:**
- Zufuhrmangel durch Eiweißaufnahme mit geringem Tryptophangehalt

- Vitamin-B$_6$- oder Riboflavin-Mangel
- entzündliche Darmerkrankungen oder andere Verdauungsstörungen
- hoher Alkoholkonsum

**Das kann bei Niacin-Mangel passieren:**
- gerötete, rissige, schuppige, verhärtete Hautstellen an Körperteilen, die dem Licht ausgesetzt sind
- entzündete, schmerzhaft geschwollene Zunge, gesprungene Lippen
- verminderte Abgabe von Verdauungssäften, Appetitverlust, Blähungen, Erbrechen, Durchfall
- Angstzustände, Müdigkeit, Gereiztheit, Kopfschmerz, Schlaflosigkeit
- Halluzinationen, schwere Depressionen

**Außerdem ist Niacin bedeutsam bei der Prävention und Therapie von verschiedenen Erkrankungen wie**
- Arteriosklerose
- Arthritis
- Diabetes
- Psychische Erkrankungen
- Kopfschmerzen
- Schutz gegen Umweltgifte

**Dosierung von Niacin in mg NE (Niacin-Äquivalent: 1mg Niacin = 60 mg Tryptophan = 1NE)**
- Zur Verhinderung von Mängeln:

| | |
|---|---|
| Bei Frauen: | 13 |
| Bei Männern: | 13–17 |
| Zur Therapie: | 100–3.000 |

**Überdosierungen von Niacin:**
Hohe Dosen (>500 mg/Tag) an Nicotinsäure (nicht Nicotinamid) können zu einer Erweiterung der Blutkapillaren führen. Das macht sich durch Kribbeln und Rötung der Haut bemerkbar. Es kann auch zum Blutdruckabfall kommen.

**Viel Niacin finden Sie in diesen Lebensmitteln
(mg/100 g verzehrter Nahrung):**

| Hohe Werte sind in: Tierisch | | Pflanzlich | |
|---|---|---|---|
| Kalbsleber | 14 | Erdnüsse | 15 |
| Thunfisch | 10,5 | Pfifferlinge | 6,5 |
| Hühnerbrust | 10,5 | Weizen | 5,1 |
| Heilbutt | 5,9 | Erbsen | 2,8 |
| | | Hafer | 2,4 |
| | | Grünkohl | 2,1 |
| Allgemein gute Quellen sind: Tierisch | | Pflanzlich | |
| Fleisch | | Vollkornbrot | |
| Seefisch | | Getreide | |
| Lachs | | Hülsenfrüchte | |
| Pilze | | | |
| Nüsse | | | |
| Kohl | | | |

Mögliche Kombinationen für eine gute Niacin-Versorgung
sind beispielsweise:

- Erbsen-, Bohnen-, Linseneintopf
- Grünkohlauflauf mit Hafergrütze und Mandelkruste
- Vollkornnudeln mit Pfifferlingen in Butter- oder Sahne-
  soße
- Gemüsespieße mit Erdnuss-Soße und Vollkornreis

### Vitamin B$_6$

**Dafür ist Vitamin B$_6$ wichtig:**
- Eiweißaufbau
- Erhaltung eines normalen Blutzuckerspiegels
- Niacinbildung aus Tryptophan

- Fett-Stoffwechsel, Aufbau von Fetten zum Schutz des Nervenmarks
- Produktion von Eiweiß und Botenstoffen (z. B. Serotonin)
- Funktion der roten Blutkörperchen, Sauerstofftransport, Bildung von Hämoglobin (Blutfarbstoff)

**Mögliche Ursachen von Vitamin $B_6$-Mangelzuständen:**
- schnelles Wachstum: Kindheit, Schwangerschaft und Stillzeit
- hoher Alkohol- und Kaffeekonsum
- Aufnahme von Eiweiß in großen Mengen erhöht den Bedarf an Vitamin $B_6$
- Rauchen
- hohes Alter
- orale Kontrazeptiva (Pille)
- chronische Erkrankungen, Asthma, Herz-Kreislauferkrankungen, Diabetes, Nierenversagen, rheumatische Arthritis
- chronische Verdauungsstörungen (Durchfall, Leberschäden, Darmreizungen)

**Das kann bei Vitamin-$B_6$-Mangel passieren:**
- gerötete, schuppige, fettige, schmerzhafte und juckende Flecken auf der Haut, besonders im Bereich von Nase, Mund, Ohren und Genitalien
- schmerzhafte Risse und Spalten an den Mundwinkeln und Lippen
- Anämie (Blutarmut)
- verminderte Produktion und Funktion von Antikörpern
- Bildung von Gallensteinen aus Calciumoxalat
- Brennen und Kribbeln in Händen und Füßen
- Störungen des Zentralnervensystems, Muskelzuckungen, Krämpfe, Kopfschmerzen, Schlaflosigkeit, Depressionen
- Erhöhung der Cholesterinwerte („schlechtes" LDL-Cholesterin steigt, „gutes" HDL-Cholesterin sinkt)

**Außerdem ist Vitamin B$_6$ bedeutsam bei der Prävention und Therapie von verschiedenen Erkrankungen wie**

- Anämie (Blutarmut)
- Arteriosklerose
- Arthritis
- Asthma
- Diabetes
- Epilepsie
- Hyperaktivität
- Nervenleiden, wie Karpaltunnelsyndrom (Schmerzen an Händen, Handgelenken)
- Nierensteine
- Parkinsonsche Krankheit
- Prämenstruelles Syndrom
- psychische Störungen

**Dosierung von Vitamin B$_6$ in mg:**

- Zur Verhinderung von Mängeln:

| | |
|---|---|
| Bei Frauen: | 1,2 |
| Bei Männern: | 1,4–1,6 |
| Zur Therapie: | 10–200 |

**Überdosierungen von Vitamin B$_6$:**

Werden sehr hohe Dosen Vitamin B$_6$ (>500 mg/Tag) über einen längeren Zeitraum eingenommen, kann es zu Reaktionen im Nervensystem kommen, die sich durch Taubheitsgefühle und Kribbeln in Händen und Füßen bemerkbar machen.

Mögliche Kombinationen für eine gute Vitamin-B$_6$-Versorgung sind beispielsweise:

- Kartoffelpuffer mit Apfelmus
- Vollkornpfannkuchen mit gebackenen Bananen
- Rosenkohl mit Kartoffeln und Hirsetalern
- Nachtisch: Obstsalat mit Bananen, Apfel, Aprikosen

## Gute Vitamin-B$_6$-Quellen sind diese Lebensmittel (mg/100 g verzehrter Nahrung):

| Hohe Werte sind in: Tierisch | | Pflanzlich | |
|---|---|---|---|
| Kalbsleber | 0,9 | 1 mittlere Kartoffel | 0,7 |
| | | 1 mittlere Banane | 0,6 |
| | | Hefeextrakt 10 g | 0,8 |
| | | Linsen | 0,6 |
| | | Spinat | 0,2 |
| **Allgemein gute Quellen sind:** **Tierisch** | | **Pflanzlich** | |
| Fisch | | Vollkornprodukte | |
| Fleisch | | Kartoffeln | |
| | | Soja | |
| | | Äpfel | |
| | | Rosenkohl | |

## Folsäure

Folsäure wird im Körper nur in geringen Mengen (ca. 5–10 mg) gespeichert, davon die Hälfte in der Leber. Eine folsäurearme Ernährung kann innerhalb weniger Wochen Mangelsymptome hervorrufen.

**Dafür ist Folsäure wichtig:**
- Eiweiß-Stoffwechsel
- Entwicklung des Fötus, besonders des Zentralnervensystems
- Zellteilung und Zellwachstum
- Prophylaxe von Arteriosklerose

**Mögliche Ursachen von Folsäure-Mangelzuständen:**
- Zufuhrmangel – viele industriell verarbeitete Lebensmittel enthalten wenig Folsäure

- Medikamenteneinnahme, besonders orale Kontrazeptiva (Pille), Antibiotika, Aspirin
- Rauchen
- chronische Erkrankungen wie Schuppenflechte, entzündliche Magen-Darm-Erkrankungen
- schnelles Wachstum: Schwangerschaft, Stillzeit, Kindheit und Adoleszenz
- hoher Alkoholkonsum
- Vitamin-C- und Vitamin $B_{12}$-Mangel

**Das kann bei Folsäure-Mangel passieren:**

- Vermindertes Zellwachstum im Verdauungstrakt führt zu verminderter Aufnahme von Nährstoffen, Durchfall, Gewichtsverlust
- Anämie (Blutarmut), schnelle Ermüdung, Schwäche, Kurzatmigkeit, verminderte Konzentrationsfähigkeit
- Schwächung des Immunsystems durch gestörte Bildung von weißen Blutkörperchen
- Gefahr ungewöhnlicher Blutungen durch verminderte Produktion von Blutplättchen erhöht
- gestörte Entwicklung des Fötus, Auslösen von Geburtsfehlern (Lippen- und Gaumenspalten, offener Rücken)
- erhöhtes Arteriosklerose-Risiko durch vermehrten Homocystein-Gehalt (Arteriosklerose-Faktor) im Blut
- Reizbarkeit, Aggressivität, Gedächtnisschwäche, Depression

**Außerdem ist Folsäure bedeutsam bei der Prävention und Therapie von verschiedenen Erkrankungen wie**

- Arteriosklerose
- Infektion
- Krebsprävention
- Prävention von Geburtsfehlern
- psychische Störungen
- Gicht
- Vitiligo (weiße Hautflecken)

**Dosierung von Folsäure in mg:**
- Zur Verhinderung von Mängeln:  0,4
  Zur Therapie:  0,4–2,0 (bis 15)

**Überdosierungen von Folsäure:**
Folsäure ist auch in hohen Dosen unproblematisch.

## Folsäure ist reichlich in folgenden Lebensmitteln enthalten (mg/100 g verzehrter Nahrung):

| Hohe Werte sind in: Tierisch | | Pflanzlich | |
|---|---|---|---|
| Kalbsleber | 0,1 | Bierhefe | 0,9 |
| 1 mittleres Hühnerei | 0,1 | Weizenkeime | 0,5 |
| | | Rote Bohnen | 0,3 |
| | | Blumenkohl | 0,2 |
| | | Spinat | 0,1 |
| | | Brokkoli | 0,1 |
| | | Porree | 0,1 |
| **Allgemein gute Quellen sind: Tierisch** | | **Pflanzlich** | |
| Leber | | Grünes Gemüse | |
| | | Kohl | |
| | | Hülsenfrüchte | |
| | | Vollkornprodukte | |
| | | Kartoffel | |
| | | Brokkoli | |
| | | Weizenkeime | |

Mögliche Kombinationen für eine gute Folsäure-Versorgung sind beispielsweise:

- Chinakohlsalat mit Tomaten, saurer Sahne und Cashewnüssen

- Kichererbsen in Tomatensuppe
- Mexikanische Bohnenpfanne mit Paprika
- Blumenkohl-Kartoffel-Curry

### Vitamin B$_{12}$

Vitamin B$_{12}$ umfasst eine Gruppe von Verbindungen, die Kobalt enthalten (Cobalamine). Natürliches aus der Nahrung oder synthetisches Vitamin B$_{12}$ werden im Körper zu den biologisch aktiven Formen umgewandelt. Zur Bildung von Vitamin B$_{12}$ sind nur Bakterien fähig. Für die Verdauung und Aufnahme von Vitamin B$_{12}$ ist ein Eiweiß (Intrinsic Factor) notwendig, das im Magen ausgeschüttet wird. Vitamin B$_{12}$ wird vorwiegend in der Leber gespeichert (ca. 2–5 mg).

**Dafür ist Vitamin B$_{12}$ wichtig:**
- Aminosäure- und Fettsäure-Stoffwechsel
- Folsäure-Stoffwechsel, Umwandlung von Folsäure in ihre aktive Form
- Nervenzellen, Schutz des Nervenmarks
- Zellentwicklung, zusammen mit Folsäure

**Mögliche Ursachen von Vitamin-B$_{12}$-Mangelzuständen:**
- Vegetarische Ernährung
- hohes Alter, durch Zellschwäche an der Magenwand wird Sekretion des „Intrinsic Faktors" vermindert und die Aufnahme von Vitamin B$_{12}$ sinkt
- Schwangerschaft und Stillzeit
- Lebererkrankungen
- Erkrankungen des Magen-Darm-Traktes
- hoher Alkoholkonsum
- Rauchen
- Medikamenten-Einnahme, orale Kontrazeptiva (Pille), Schlafmittel (Barbiturate), Kaliumchlorid

**Das kann bei Vitamin-B$_{12}$-Mangel passieren:**
- vermindertes Zellwachstum führt zu Entzündungen im Mund und Verdauungtrakt

- Anämie (Blutarmut) mit Schwäche, Kurzatmigkeit, Konzentrationsschwäche, Müdigkeit
- erhöhte Gefahr von Blutungen durch verminderte Produktion von Blutplättchen
  Schwächung des Immunsystems
- Taubheit und Kribbeln an Händen und Füßen, schlechte Koordination der Muskulatur, Verlust des Tastsinns
- Störungen im Zentralnervensystem: Gedächtnisstörungen, Depression, Verwirrung, Aggressivität
- Beeinträchtigung der Sehfähigkeit

**Außerdem ist Vitamin $B_{12}$ bedeutsam bei der Prävention und Therapie von verschiedenen Erkrankungen wie**
- Steigerung von Appetit, Kraft und Energie
- Allergie
- Arteriosklerose
- Krebs
- Psychische Störungen
- Störungen des Nervensystems

**Dosierung von Vitamin $B_{12}$ in µg:**
- Zur Verhinderung von Mängeln:

| | |
|---|---|
| Bei Frauen: | 3,0 |
| Bei Männern: | 3,0 |
| Zur Therapie: | 10–1000 |

**Überdosierungen von Vitamin $B_{12}$:**
Selbst bei sehr hohen oralen Dosen (> 10 mg/Tag) sind bisher keine Unverträglichkeiten beobachtet worden.

Mögliche Kombinationen für eine gute Vitamin-$B_{12}$-Versorgung sind beispielsweise:

- Curry mit Eierkuchen und Joghurtsoße
- Omelett mit Paprikagemüse und Frischkäse
- geräucherte Makrele auf Vollkornbrot
- Crêpes mit Quarkfüllung

**Verzehren Sie häufig diese Vitamin-B$_{12}$-reichen Lebensmittel (µg/100 g verzehrter Nahrung):**

| Hohe Werte sind in:<br>Tierisch | | Pflanzlich |
|---|---|---|
| Kalbsleber | 60 | |
| Ostseehering | 11 | |
| Makrele | 9 | |
| Miesmuscheln | 8 | |
| Rinderfilet | 2 | |
| 1 mittelgr. Hühnerei | 1 | |
| Camembert, 60 % | 2,4 | |
| Vollmilch | 0,4 | |
| **Allgemein gute Quellen sind:**<br>**Tierisch** | | **Pflanzlich** |
| Leber, Fisch, Rindfleisch, Eier, Milchprodukte wie Buttermilch, Quark | | Manchmal in mikrobiell hergestellten Lebensmitteln vorhanden (z. B. Sauerkraut) |

## Pantothensäure

Pantothensäure ist im Körper als essenzieller Bestandteil des Coenzym A an über 100 Stoffwechsel-Reaktionen beteiligt: Der Abbau von Kohlenhydraten, Fetten und Aminosäuren verläuft ebenso wie der Aufbau von Fettsäuren, Cholesterin und Hormonen über Coenzym A. Unser Energie-Stoffwechsel funktioniert also nur reibungslos, wenn wir genug Pantothensäure aufnehmen. In Nahrungsergänzungsmitteln ist es aus Stabilitätsgründen in Form von Calciumpantothenat oder Panthenol enthalten.

**Dafür ist Pantothensäure wichtig:**
- Energieproduktion
- Produktion von Eiweißen und Fetten, Cholesterin, Vitamin A und D
- Bildung von Acetylcholin (Botenstoff im Nervensystem)

**Mögliche Ursachen von Pantothensäure-Mangelzuständen:**
- chronische Erkrankungen
- hoher Alkoholkonsum
- radikale Diätkuren zur Gewichtsreduktion

**Das kann bei Pantothensäure-Mangel passieren:**
- Erbrechen und Magenschmerzen
- Müdigkeit, Kopfschmerzen, Schlaflosigkeit
- Depression
- Taubheit und Brennen in Unterschenkeln und Füßen
- Schwächung des Immunsystems
- Ausbleichen der Haarfarbe
- Muskelschmerzen

**Außerdem ist Pantothensäure bedeutsam bei der Prävention und Therapie von verschiedenen Erkrankungen wie**
- Anämie (Blutarmut)
- Arthritis
- chronische Entzündungen
- Lernstörungen bei Kindern
- Müdigkeit
- Taubheit und Brennen in den Unterschenkeln und Füßen

**Dosierung von Pantothensäure in mg:**
- Zur Verhinderung von Mängeln:
  Bei Frauen:        6,0
  Bei Männern:       6,0
  Zur Therapie:      50–1000

**Überdosierungen von Pantothensäure:**
Dosen von bis zu 10 g Pantothensäure als Calciumpantothenat, über mehrere Monate hinweg eingenommen, haben keine Beschwerden hervorgerufen.

Mögliche Kombinationen für eine gute Pantothensäure-Versorgung sind beispielsweise:

- Sojabratlinge mit Vollkornreis und Brokkoli
- Gemüsereis (Vollwert) mit Erdnuss-Soße

- Omelette mit Kräutern und Pilzen
- Nachtisch: Wassermelone

## Bedeutende Quellen für Pantothensäure sind z. B. diese Lebensmittel (mg/100 g verzehrter Nahrung):

| Hohe Werte sind in: Tierisch | | Pflanzlich | |
|---|---|---|---|
| Kalbsleber | 7,5 | Erdnüsse | 2,6 |
| Hummer | 1,7 | Gelbe Erbsen | 2,1 |
| 1 mittleres Hühnerei | 0,9 | Sojabohnen | 1,9 |
| | | Naturreis | 1,7 |
| | | 1 mittlere Wassermelone | 1,6 |
| | | Brokkoli | 1,3 |
| Allgemein gute Quellen sind: Tierisch | | Pflanzlich | |
| Leber | | Brokkoli | |
| Kalbfleisch | | Blumenkohl | |
| Rindfleisch | | Pilze | |
| Geflügel | | | |
| Milch | | | |
| Seefisch | | | |

## Biotin

Biotin ist als Bestandteil vieler Enzyme für den Zell-Stoffwechsel unerlässlich. Biotinmangel tritt beim Menschen nur sehr selten auf, zum Beispiel durch den Verzehr extremer Mengen an rohen Eiern (Eiklar). Diese enthalten ungekocht einen Stoff, der Biotin entfernt.

### Dafür ist Biotin wichtig:

- Aufbau von Glukose
- Auf- und Abbau von Fettsäuren (wie Aktivierung von Linolsäure)

- Aminosäurenstoffwechsel
- Zellteilung und -wachstum

## Mögliche Ursachen von Biotin-Mangelzuständen:
- Schwangerschaft und Stillzeit
- Verzehr großer Mengen roher Eier
- Medikamenteneinnahme, z. B. Antibiotika
- häufiges Fasten zur Gewichtsreduktion

## Das kann bei Biotin-Mangel passieren:
- Vermindertes Wachstum, verlangsamte körperliche und geistige Entwicklung bei Kindern mit Biotin-Mangel
- Erbrechen und Magenschmerzen
- Haarausfall und Glatzenbildung
- Muskelschmerzen
- schuppige, gerötete Hautstellen, besonders um Mund und Nase herum
- Taubheit und Kribbeln in den Extremitäten
- Veränderungen im Gemütszustand, Depression, Müdigkeit, Angstzustände

## Außerdem ist Biotin bedeutsam bei der Prävention und Therapie von verschiedenen Erkrankungen wie
- Diabetes
- Haut-, Haar- und Nagelerkrankungen

## Dosierung von Biotin in µg:
- Zur Verhinderung von Mängeln:

| | |
|---|---|
| Bei Frauen: | 30–60 |
| Bei Männern: | 30–60 |
| Zur Therapie: | 100–3000 |

## Überdosierungen von Biotin:
Biotin ist auch in hohen Dosen gut verträglich.

**Essen Sie häufig von diesen Biotin-reichen Lebensmitteln (µg/100 g verzehrter Nahrung):**

| Hohe Werte sind in: Tierisch | | Pflanzlich | |
|---|---|---|---|
| Kalbsleber | 75 | Bierhefe | 100 |
| 1 mittleres Hühnerei | 12 | Sojabohnen | 60 |
| Vollmilch | 3,5 | Weizenkleie | 44 |
| | | Haferflocken | 20 |
| | | Champignons | 16 |
| | | Avocado | 10 |
| **Allgemein gute Quellen sind: Tierisch** | | **Pflanzlich** | |
| Milch | | Champignons | |
| Leber | | Spinat | |
| Nieren | | Haferflocken | |

Mögliche Kombinationen für eine gute Biotin-Versorgung sind beispielsweise:

- Avocado-Zucchini-Salat
- Gefüllte Champignons, überbacken
- Milchkartoffeln
- Hafercreme mit Früchten

## Vitamin C (Ascorbinsäure)

Der Mensch ist – im Gegensatz zu den meisten Säugetieren – nicht in der Lage, Vitamin C im Körper selbst herzustellen. Im Laufe der Evolution ist das Enzym verloren gegangen, das zur Bildung von Vitamin C in der Leber benötigt wird. Damit wäre der Vitamin-C-Mangel angeboren und eigentlich ein Enzymmangel. Der Ausgleich dieses Mangels mit der Nahrung ist bei den meisten Menschen problematisch.

**Dafür ist Vitamin C wichtig:**

- wasserlösliches Antioxidans, schützt den Körper vor freien Radikalen (Rauchen!)
- Cholesterinabbau
- Entgiftung der Leber und Ausscheidung von Chemikalien und Abbauprodukten aus Medikamenten
- Förderung der Eisenresorption
- Hormonproduktion, z. B. Schilddrüsenhormon
- Carnitinproduktion (wichtig für Abbau von Fetten zur Energiegewinnung)
- Kollagenproduktion (Strukturprotein für Haut, Bindegewebe, Knochen usw.)
- Kontrolle des Histaminspiegels (Histamin spielt eine Rolle bei Allergien, Asthma, Magengeschwüren, psychischen Erkrankungen)
- Hemmung der Bildung von Krebs erregenden Nitrosaminen aus Nahrungs-Nitrit und Eiweißstoffen (enthalten z. B. in gepökelten Fleisch- und Wurstwaren, Käse, Bier)
- Produktion von Neurotransmittern (Botenstoffen des Nervensystems)
- Stärkung des Immunsystems

**Mögliche Ursachen von Vitamin-C-Mangelzuständen:**

- erhöhter physischer Stress (Infektion, Fieber, Operationen, Trauma)
- chronische Erkrankungen (Schilddrüsenüberfunktion, rheumatische Arthritis, Diabetes, chronisches Nierenversagen)
- hoher Alkoholkonsum
- erhöhter oxidativer Stress durch Belastung mit Chemikalien, Strahlungen und Schwermetallen
- Medikamenteneinnahme, z. B. Aspirin, orale Kontrazeptiva (Pille)
- Alter
- Wachstum
- Schwangerschaft und Stillzeit
- Rauchen: Bedarf 2- bis 3-mal höher als bei Nichtrauchern

**Das kann bei Vitamin-C-Mangel passieren:**
- raue Haut durch Ansammlung von Keratin (Strukturprotein) in den Haarwurzeln
- unzureichende Bildung des Bindegewebes, entzündetes Zahnfleisch, verminderte Wundheilung
- Depression
- Infektanfälligkeit
- Schwäche, Abgespanntheit, Müdigkeit
- verminderter Schutz gegen Oxidation führt zu erhöhtem Risiko von Herz-Kreislauf-Erkrankungen, Arthritis und Grauem Star

**Außerdem ist Vitamin C bedeutsam bei der Prävention und Therapie von verschiedenen Erkrankungen wie**
- Allergien
- Arteriosklerose
- Diabetes
- Eisenmangel
- erhöhte Infektanfälligkeit
- Geschwüre
- Hämorrhoiden
- Knochenschmerzen
- psychische Störungen
- Rauchen und Alkoholkonsum
- Krebs (Prävention)
- Schwermetallvergiftungen
- Sehstörungen
- Wundheilung
- Zahnfleischschwund

**Dosierung von Vitamin C in mg:**
- Zur Verhinderung von Mängeln:
  Bei Frauen:          100
  Bei Männern:         100
  Zur Therapie:        50–18.000

## Überdosierungen von Vitamin C:

In hohen Dosen von täglich 5–10 g kann Vitamin C gelegentlich Übelkeit, lockeren Stuhlgang und Durchfall auslösen. Menschen mit Neigung zu Nierensteinen sollten vor Einnahme hoher Vitamin-C-Dosen ihren Arzt befragen. Beim Gesunden tragen hohe Dosen Vitamin C offenbar nicht zur Bildung von Nierensteinen bei.

### Vitamin C ist reichlich in diesen Lebensmitteln enthalten (mg/100 g verzehrter Nahrung):

| Hohe Werte sind in: Tierisch | Pflanzlich | |
|---|---|---|
| | 1 mittlere Papaya | 195 |
| | Brokkoli | 115 |
| | Rosenkohl | 115 |
| | 1 mittlere Orange | 70 |
| | Erdbeeren | 65 |
| | 1 mittlere Paprika, grün | 65 |
| | 1/2 Grapefruit | 60 |
| | 1 mittlere Kartoffel | 28 |
| **Allgemein gute Quellen sind:** Tierisch | Pflanzlich | |
| keine empfehlenswerten Vitamin-C-Quellen | Zitrusfrüchte | |
| | Paprika | |
| | Beerenfrüchte | |
| | Kiwis | |
| | Blumenkohl | |
| | Grünkohl | |
| | Tomaten | |

Mögliche Kombinationen für eine gute Vitamin C-Versorgung sind beispielsweise:

- Nudeln mit Tomaten-Paprika-Zucchini-Gemüsesoße
- Kartoffel-Gemüse-Auflauf
- Nachtisch Erdbeeren, Orangen, gemischter Obstsalat

## Mineralstoffe und Spurenelemente

Die Einteilung nach Mineralstoffen und Spurenelementen erfolgt aufgrund der Mengenverteilung im Körper und der Tageszufuhrmengen.

Mineralstoffe und Spurenelemente sind als aktive Bestandteile von Enzymen, Eiweißen und Hormonen essenziell für den Stoffwechsel. Da der Körper sie nicht selbst produzieren kann, ist eine regelmäßige Zufuhr notwendig.

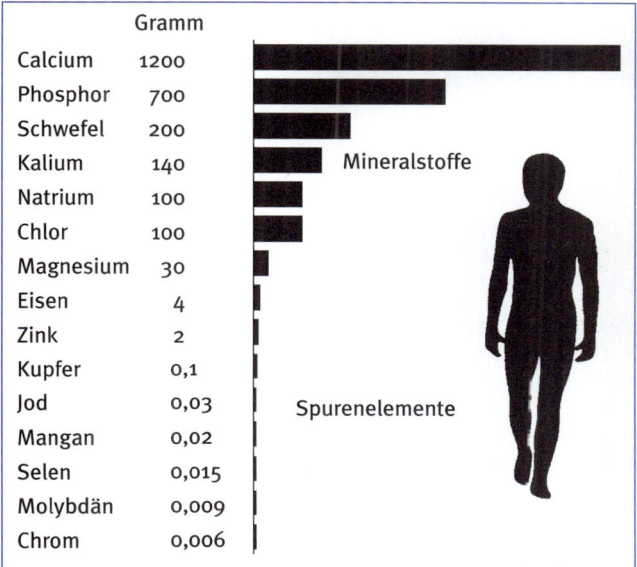

| | Gramm | |
|---|---|---|
| Calcium | 1200 | |
| Phosphor | 700 | |
| Schwefel | 200 | |
| Kalium | 140 | Mineralstoffe |
| Natrium | 100 | |
| Chlor | 100 | |
| Magnesium | 30 | |
| Eisen | 4 | |
| Zink | 2 | |
| Kupfer | 0,1 | |
| Jod | 0,03 | Spurenelemente |
| Mangan | 0,02 | |
| Selen | 0,015 | |
| Molybdän | 0,009 | |
| Chrom | 0,006 | |

Der Gehalt an Mineralstoffen und Spurenelementen im Körper.

## Mineralstoffe

### Calcium

Das Skelett des Erwachsenen enthält etwa 1 kg Calcium. Aufgrund des hohen Calciumgehaltes der Knochen spielt sein Mangel eine wichtige Rolle in der Entstehung der Osteoporose (Knochenabbau und -brüchigkeit).

**Dafür ist Calcium wichtig:**
- Hauptstrukturelement in Skelett und Zähnen
- Blutgerinnung
- löst als Botenstoff die Kontraktion von Muskelfasern aus
- reguliert Reizleitung der Nervenzellen

**Mögliche Ursachen von Calcium-Mangelzuständen:**
- Alter
- Menopause
- zu hoher Gehalt an Eiweiß, Phosphor, Magnesium, Natrium, Alkohol und Coffein in der Nahrung
- Medikamente, z. B. Abführ-, Entwässerungsmittel und Mittel gegen Magenübersäuerung
- Verdauungsstörungen
- Vitamin-D-Mangel
- geringe körperliche Aktivität
- mangelnde Magensäure-Produktion

**Das kann bei Calcium-Mangel passieren:**
- schlechte Mineralisierung der Knochen, Osteoporose
- Muskelkrämpfe und Spasmen, Krampfneigung
- erhöhte Erregbarkeit des Nervensystems
- erhöhte Blutungsneigung
- schlechte Zahnqualität, Karies, Parodontose

**Außerdem ist Calcium bedeutsam bei der Prävention und Therapie von verschiedenen Erkrankungen wie**
- Allergien
- Prävention vor Dickdarmkrebs
- hoher Blutdruck

- Osteoporose
- Parodontose
- entzündliche Darmerkrankungen
- prämenstruelles Syndrom

**Dosierung von Calcium in g:**
- Zur Verhinderung von Mängeln:

  Bei Frauen:         1,0–1,2

  Bei Männern:      1,0–1,2

  Zur Therapie:       1,0–1,5

**Überdosierung**:
Bei gesunden Personen besteht bei einer Zufuhr bis zu 2 g Calcium täglich kein Risiko für Nebenwirkungen. Nur bei Nebenschilddrüsenüberfunktion und Vitamin-D-Vergiftungen dürfen keine hohen Dosen aufgenommen werden.

**Essen Sie oft von diesen Calcium-reichen Lebensmitteln (mg/100 g verzehrter Nahrung):**

| Hohe Werte sind in: Tierisch | | Pflanzlich | |
|---|---|---|---|
| Käse | 830 | Sojabohnen, getrocknet | 260 |
| Ölsardinen | 354 | Grünkohl | 212 |
| Joghurt natur | 120 | Fenchel | 109 |
| | | Brokkoli | 105 |
| | | Lauch | 87 |
| | | Orangen | 80 |
| | | Weizenvollkornbrot | 63 |
| Allgemein gute Quellen sind: Tierisch | | Pflanzlich | |
| Milch | | Grünes Blattgemüse | |
| Joghurt | | | |
| Butter | | | |
| Käse | | | |

Mögliche Kombinationen für eine gute Calcium-Versorgung sind beispielsweise:

- Hirsegemüsepfanne mit Joghurtsoße
- Vollkorn-Gemüse-Pizza mit Brokkoli
- Fenchelgemüse mit heißer Joghurt-Knoblauchsoße und Sojabratlingen
- Nachtisch: Topfenstrudel

## Magnesium

60 % des Magnesiums ist in unseren Knochen gespeichert, knapp 30 % im Bindegewebe, vor allem in der Leber und in der Muskulatur. Magnesium ist das zweithäufigste Kation (positiv geladenes Teilchen) in der Zelle und immer dort zu finden, wo auch Calcium benötigt wird.

**Dafür ist Magnesium wichtig:**
- Bereitstellung von Energie: Verbrennung von Glukose, Fett und Eiweißen
- Regulation der Kontraktion von Herz- und Muskelzellen, hier Gegenspieler von Calcium
- Aufbau von Knochen und Zähnen
- Stabilisierung von Zellmembranen
- Funktion bei der Erregung der Nervenzellen
- Erweiterung der Arterien (Blutgefäße)

**Mögliche Ursachen von Magnesium-Mangelzuständen:**
- Geringe Zufuhr mit der Nahrung durch Verzehr von stark verarbeiteten Nahrungsmitteln (wie Weißmehl) und wenig Gemüse
- Leistungssport
- Wachstum: Schwangerschaft und Stillzeit, Kindheit und Jugend
- Medikamenteneinnahme wie Abführmittel, Cortison, Entwässerungsmittel
- Diabetes und Überfunktion der Nebenschilddrüsen

- Erkrankungen des Magen-Darm-Traktes
- hoher Alkoholkonsum
- erhöhte Calcium- und Eiweißzufuhr
- Mangel an B-Vitaminen

**Das kann bei Magnesium-Mangel passieren:**
- Muskelkrämpfe und -zuckungen, Muskelzittern
- Überversorgung mit Calcium und Unterversorgung mit Kalium
- Depression, Reizbarkeit, Konzentrationsstörungen, Schlaflosigkeit
- Übelkeit und Erbrechen
- Störungen der Herzfunktion
- Arteriosklerose, Durchblutungsstörungen
- Störungen des Immunsystems

**Außerdem ist Magnesium bedeutsam bei der Prävention und Therapie von verschiedenen Erkrankungen wie**
- Diabetes
- Harnsteine (Vorbeugung)
- Herzkrankheiten (Vorbeugung)
- Bluthochdruck
- Krämpfe
- Migräne
- prämenstruelles Syndrom
- Schwangerschaft
- Stress

**Dosierung von Magnesium in mg:**
- Zur Verhinderung von Mängeln:

  | | |
  |---|---|
  | Bei Frauen: | 300–350 |
  | Bei Männern: | 350–400 |
  | Zur Therapie: | 300–1.500 |

**Überdosierung:**
Hohe Magnesium-Dosierungen haben eine abführende Wirkung (gilt nicht für Magnesiumorotat).

**Mit diesen Lebensmitteln unterstützen Sie Ihre Magnesium-Versorgung (mg/100 g verzehrter Nahrung):**

| Hohe Werte sind in: Tierisch | | Pflanzlich | |
|---|---|---|---|
| Brassen | 50 | Sojamehl | 245 |
| Edamer Käse 30 % | 33 | Naturreis | 160 |
| Makrele | 30 | Gerste | 160 |
| Heilbutt | 28 | Grüne Bohnen | 140 |
| | | Weizenkleie (25 g) | 123 |
| | | Sonnenblumenkerne (25 g) | 105 |
| | | Weizenvollkornbrot | 60 |
| Allgemein gute Quellen sind: Tierisch | | Pflanzlich | |
| allgemein keine | | Vollkornbrot | |
| guten Magnesium-Quellen | | Getreide | |
| | | Blattspinat | |
| | | Hülsenfrüchte | |
| | | Nüsse | |

Mögliche Kombinationen für eine gute Magnesium-Versorgung sind beispielsweise:

- Heilbutt in Sesamkruste auf Mangold
- Grüne Bohnen mit Kartoffeln und Sojabratlingen
- Gratinierter Buchweizen mit Gurken-Fenchel-Gemüse
- Orangen-Hafercreme

### Natrium

Früher war Salz in Form von Natriumchlorid ein begehrter, knapper Rohstoff. Heutzutage gibt es das Kochsalz im Überfluss und der Konsum mit unserer Nahrung ist in der Regel zu reichlich.

**Dafür ist Natrium wichtig:**
- Wasserhaushalt (häufigstes Elektrolyt außerhalb der Zelle)
- Säure-Basen-Gleichgewicht
- Nerven- und Muskelfunktion
- Resorption und Transport von Nährstoffen

**Mögliche Ursachen von Natrium-Mangelzuständen:**
- Durchfall und Erbrechen, vor allem bei Säuglingen
- Krebs
- starkes Schwitzen bei alleiniger Wasserzufuhr

**Das kann bei Natrium-Mangel passieren:**
- niedriger Blutdruck
- Verwirrung, Orientierungsschwierigkeiten
- Schwindel
- Krampfanfälle

Gemäß der Deutschen Gesellschaft für Ernährung ist eine Kochsalzzufuhr von 5 bis 6 g täglich ausreichend. Der durchschnittliche Kochsalzkonsum mit der Nahrung ist in der Schweiz, Österreich und Deutschland etwa doppelt so hoch.

Besonders salzreiche Lebensmittel mit mehr als 800 mg Natrium sind beispielsweise

- Käse
- gesalzene Butter
- Fleisch
- Wurst
- Cornflakes.

Etwas weniger Natrium (>400 mg) enthalten

- Gewürzgurken
- Brot
- Kartoffelchips
- manche Frischkäse

### Kalium

Mit 5 % ist Kalium nach Calcium, Phosphor und Schwefel der vierthäufigste Mineralstoff des Körpers. 98 % des gesamten Kaliums befindet sich im Zellinneren.

**Dafür ist Kalium wichtig:**
- Energieproduktion
- Regulation des Wasserhaushalts (Gegenspieler von Natrium)
- Nervenreizleitung
- Muskelkontraktion

**Mögliche Ursachen von Kalium-Mangelzuständen:**
- Durchfall und Erbrechen
- entzündliche Darmerkrankungen
- hoher Alkoholkonsum
- übermäßige Kochsalzzufuhr
- Verbrennungen, Verletzungen
- Stress
- Nieren- und Lebererkrankungen

**Das kann bei Kalium-Mangel passieren:**
- Müdigkeit
- Verstopfung
- Schwindel
- Muskelschwäche
- verminderter Blutdruck

Die äußerlich erkennbaren Anzeichen eines Kalium-Mangels sind häufig sehr unspezifisch.

**Außerdem ist Kalium bedeutsam bei der Prävention und Therapie von verschiedenen Erkrankungen wie**
- Bluthochdruck
- Darmverstopfung
- Durchfall/Erbrechen
- Verbrennungen

- Herz-Rhythmusstörungen
- Sport: Muskel- und Kreislaufschwäche
- Ödeme (Ansammlung von Wasser)
- Stimmungsschwankungen und Müdigkeit

**Dosierung von Kalium in mg:**
- Zur Verhinderung von Mängeln:
  Bei Frauen:          2000
  Bei Männern:         2000

Die durchschnittliche Kaliumzufuhr beträgt 2–3 g Kalium pro Tag und wird unter normalen Lebensumständen als ausreichend angesehen.

**Mit diesen Lebensmitteln erreichen Sie eine gute Kalium-Versorgung (mg/100 g verzehrter Nahrung):**

| Hohe Werte sind in: Tierisch | | Pflanzlich | |
|---|---|---|---|
| Fisch | 300–400 | Sojamehl | 1870 |
| Fleisch | 280–350 | Weiße Bohnen | 1310 |
| | | Linsen | 810 |
| | | Bananen | 790 |
| | | Spinat | 635 |
| | | Weizen-/Roggenvollkornbrot | 500 |
| | | Kartoffeln | 440 |
| **Allgemein gute Quellen sind: Tierisch** | | **Pflanzlich** | |
| Allgemein wenig Kalium | | Erdbeere | |
| | | Apfel | |
| | | Banane | |
| | | Pflaume | |
| | | Möhre | |
| | | Paprika | |
| | | Aprikose | |

Mögliche Kombinationen für eine gute Kalium-Versorgung sind beispielsweise:

- Gemüseauflauf
- Bohneneintopf mit Birnen
- Obstsalat
- Allgemein: Essen Sie viele verschiedene Obst- und Gemüsesorten.

## Spurenelemente

 ### Zink

Zink ist an rund 200 Reaktionen im Körper beteiligt, davon viele, die Ihren Eiweißstoffwechsel in Schwung halten. Es ist ein wichtiger Schutz gegen Schwermetallablagerungen, indem es diese bindet und aus dem Körper leitet. Vor allem Frauen sind oft Zink-unterversorgt.

**Dafür ist Zink wichtig:**
- gesunde Haut und Haare
- Zellwachstum und -entwicklung
- Stärkung des Immunsystems
- Antioxidans: Schutz der Zellen vor freien Radikalen
- Hormon-Stoffwechsel
- Zellschutz vor giftigen Stoffen und Schwermetallen

**Mögliche Ursachen von Zink-Mangelzuständen:**
- schnelles Wachstum: Kindheit und Jugend, Schwangerschaft und Stillzeit
- vegetarische Ernährung
- häufiges Fasten zur Gewichtsreduktion
- Verdauungsstörungen: eingeschränkte Funktion der Bauchspeicheldrüse, entzündliche Darmerkrankungen, Durchfall
- Infektionen
- Gewebezerstörungen, Operationen, Verbrennungen, entzündlich rheumatische Erkrankungen

- Krebs
- Anämie (Blutarmut)
- Einnahme von Medikamenten und Abführmitteln

**Das kann bei Zink-Mangel passieren:**
- verzögerte Wundheilung, Haarausfall, Hautausschläge
- Unfruchtbarkeit durch Unterfunktion von Hoden und Eierstöcken
- vermindertes Geruchs- und Geschmacksempfinden
- Durchfall
- weiße Flecken auf den Fingernägeln
- Depressionen, Lernschwächen, Lethargie, Hyperaktivität
- verminderte Resistenz gegen Umweltgifte
- Stoffwechselstörungen, Unterzuckerung
- erhöhte Fettverbrennung (gesteigertes Arterioskleroserisiko)
- Infektanfälligkeit

**Außerdem ist Zink bedeutsam bei der Prävention und Therapie von verschiedenen Erkrankungen wie**
- Augenkrankheiten (höchste Zink-Konzentrationen im Körper befinden sich in der Netzhaut)
- Wundheilung
- Diabetes
- Störungen der Immunfunktion
- Gynäkologie: bei Fruchtbarkeitsstörungen und Schwangerschaft
- Haarausfall
- Hauterkrankungen, wie Schuppenflechte, Akne
- Lebererkrankungen
- psychische Erkrankungen

**Dosierung von Zink in mg:**
- Zur Verhinderung von Mängeln:
  Bei Frauen:      7,0
  Bei Männern:    10,0
  Zur Therapie:    20–100

**Überdosierungen von Zink:**

Überdosierungen von Zink sind selten. Erst bei täglichen Dosen über 150 mg Zink über mehrere Wochen kann das Immunsystem gestört werden. Aufgrund der Wechselwirkungen mit Kupfer, Mangan, Calcium und Eisen kann es ohne Ausgleich zu Mangelzuständen bei diesen Mineralien kommen. Dem kann durch die parallele Einnahme von Multi-Nährstoffpräparaten vorgebeugt werden.

## Zink kommt besonders in diesen Lebensmitteln vor (mg/100 g verzehrter Nahrung):

| Hohe Werte sind in: Tierisch | | Pflanzlich | |
|---|---|---|---|
| Kalbsleber | 6–8 | Linsen | 5 |
| Schweineleber | 6–8 | Gelbe Erbsen | 4 |
| Austern | >7 | Weizenvollkorn | 4 |
| Fleisch (Kalb, Rind) | 3 | Weiße Bohnen | 3 |
| Hühnerei, 1 großes | 1,5 | Weizenkleie | 3 |
| | | Mais | 2,5 |
| Allgemein gute Quellen sind: Tierisch | | Pflanzlich | |
| Kalbfleisch | | Hülsenfrüchte | |
| Rindfleisch | | Getreide | |
| Thunfisch | | Haferflocken | |

Mögliche Kombinationen für eine gute Zink-Versorgung sind beispielsweise:

- Gemüseeintopf mit grünen Erbsen
- Linseneintopf
- Gemüsespieße mit Tofu auf Quinoa
- Nachtisch: Hirsecreme mit Früchten

## ◼ Eisen

Eisen ist unerlässlich für Ihre Blutbildung und Sauerstoffversorgung. Der Körper enthält 2–4 g Eisen.

**Dafür ist Eisen wichtig:**
- Hämoglobinbildung (roter Blutfarbstoff), Sauerstoff-Transport
- Sauerstoffspeicherung in Form von Myoglobin in den Muskeln
- Bestandteil von Enzymen
- Energieproduktion
- Produktion von Botenstoffen im Gehirn

**Mögliche Ursachen von Eisen-Mangelzuständen:**
- Regelblutung
- schnelles Wachstum, Kindheit und Jugend, Schwangerschaft
- Säuglinge und Kleinkinder, die vorwiegend mit Kuhmilch ernährt werden
- vegetarische Ernährung
- hoher Kaffee- und Teegenuss zu den Mahlzeiten: die enthaltenen Phosphate und Gerbstoffe hemmen die Eisenverwertung
- Magenschleimhautentzündungen

**Das kann bei Eisen-Mangel passieren:**
- trockene Haut, Rillen in den Fingernägeln, brüchiges Haar
- rasche Ermüdbarkeit, Schwäche, Energiemangel
- Appetitlosigkeit
- Unfähigkeit bei Kälte die Körpertemperatur aufrecht zu halten
- schlechtes Gedächtnis, mangelnde Konzentration
- bei Kindern Störungen der mentalen und motorischen Entwicklung
- Entzündungen der Mundschleimhäute
- erhöhte Infektanfälligkeit

- erhöhte Aufnahme und Empfindlichkeit gegenüber Blei und Cadmium aus der Umwelt
- eingeschränkte Leistungsfähigkeit bei Sportlern
- Schwangerschaft: Erhöhtes Risiko von Frühgeburten und untergewichtigen Säuglingen
- Kopfschmerzen, Wetterfühligkeit

**Außerdem ist Eisen bedeutsam bei der Prävention und Therapie von verschiedenen Erkrankungen wie**
- Anämie (Blutarmut)
- starke Menstruationsblutung
- Müdigkeit

**Dosierung von Eisen in mg:**
- Zur Verhinderung von Mängeln:

| | |
|---|---|
| Bei Frauen: | 10–15 |
| Bei Männern: | 10–12 |
| Zur Therapie: | 10–50 |

**Überdosierungen von Eisen:**
Überdosierungen von Eisen sind bei Personen mit gesundem Stoffwechsel nicht zu erwarten. Eisen wird besser verwertet, wenn es gleichzeitig mit Vitamin C aufgenommen wird. Daher genügt meist eine Erhöhung der Vitamin-C-Zufuhr, um die Eisenwerte zu normalisieren. Bei Einnahme von Eisenpräparaten sollten gleichzeitig B-Vitamine und Vitamin C genommen werden.

Mögliche Kombinationen für eine gute Eisen-Versorgung sind beispielsweise:

- Hirserisotto mit Paprika, Spinat und Möhren
- Mangold mit Grünkernfüllung
- Gratinierter Buchweizen (mit Eiermilch) und Spinat
- Nachtisch: Frisch gepresster Orangensaft

**Planen Sie oft diese eisenreichen Lebensmittel in Ihren Speiseplan ein (mg/100 g verzehrter Nahrung):**

| Hohe Werte sind in: Tierisch | | Pflanzlich | |
|---|---|---|---|
| Schweineleber | 20 | Sojamehl | 9 |
| Austern | 13 | Hirse | 9 |
| Rinderleber | 7–8 | Linsen | 7 |
| Kalbsleber | 7–8 | Weiße Bohnen | 6 |
| Hühnerei | 2 | Haferflocken | 5 |
| | | Roggen | 5 |
| | | unpolierter Reis | 3–4 |
| **Allgemein gute Quellen sind: Tierisch** | | **Pflanzlich** | |
| Rotes Fleisch | | Hülsenfrüchte | |
| | | Hirse | |
| | | Spinat in Kombination mit Vitamin C | |

## Mangan

Das Wissen über die elementaren Funktionen von Mangan in unserem Körper ist zu Unrecht wenig verbreitet. Mangan gehört neben Chrom, Zink, Calcium und Magnesium zu den Elementen, die am häufigsten in unserer Nahrung fehlen.

**Dafür ist Mangan wichtig:**

- Glukose- und Fett-Stoffwechsel, Cholesterinaufbau und Sexualhormon-Bildung
- Antioxidative Wirkung: Schutz gegenüber freien Radikalen
- Kollagenbildung (Strukturprotein)
- Blutgerinnung
- Modulation von Botenstoffen des Nervensystems

**Mögliche Ursachen von Mangan-Mangelzuständen:**
- raffinierte Kohlenhydrate und stark verarbeitete tierische Nahrungsmittel als wesentlicher Bestandteil der Nahrung
- erhöhter umweltbedingter oxidativer Stress
- hoher Alkoholkonsum
- einseitige, hochdosierte Einnahme von Eisen- und Calciumpräparaten

**Das kann bei Mangan-Mangel passieren:**
- Absinken des „guten" HDL-Cholesterins
- erhöhte Calcium-, Phosphor- und Glukose-Blutwerte
- Blutgerinnungsstörungen
- reduzierte Produktion von Sexualhormonen: eingeschränkte Fruchtbarkeit und Wachstumsverzögerung
- Störungen in der Knorpel- und Knochenproduktion
- Hautausschläge, reduziertes Haar- und Nagelwachstum, Haare verfärben sich rötlich
- Appetitlosigkeit und Gewichtsverlust
- reduzierte Blutzuckerkontrolle
- Immunschwäche (verminderte Antikörperbildung)

Außerdem ist Mangan bedeutsam bei der Prävention und Therapie von verschiedenen Erkrankungen wie

- Asthma
- Diabetes
- Epilepsie
- Osteoporose/Arthrose
- prämenstruelles Syndrom, Menstruationsbeschwerden
- Rücken- und Bandscheibenbeschwerden
- Wachstumsstörungen

**Dosierung von Mangan in mg:**
- Zur Verhinderung von Mängeln:

| | |
|---|---|
| Bei Frauen: | 2,0–5,0 |
| Bei Männern: | 2,0–5,0 |
| Zur Therapie: | 2,0–30 (–50) |

## Überdosierungen von Mangan:

Manganvergiftungen sind vor allem von Arbeitern in der Metallindustrie durch Manganoxidstaub bekannt. Symptome sind Kopfschmerzen, erhöhter Blutdruck, erhöhtes Demenz-Risiko.

## Mangan finden Sie reichlich in diesen Lebensmitteln (mg/100 g verzehrter Nahrung):

| Hohe Werte sind in:<br>Tierisch | Pflanzlich | |
|---|---|---|
| | Haferflocken | 5 |
| | Sojamehl | 4 |
| | Weizenvollkorn | 3,5 |
| | Haselnüsse | 3 |
| | Weizenkleie | 2,3 |
| **Allgemein gute Quellen sind:**<br>**Tierisch** | **Pflanzlich** | |
| keine guten tierischen Quellen – | Nüsse | |
| am höchsten in Innereien | Getreide | |
| | Grünes Gemüse | |

Mögliche Kombinationen für eine gute Mangan-Versorgung sind beispielsweise:

- Vollkornpfannkuchen mit Preiselbeeren
- Grünkohl-Kartoffel-Auflauf
- Risotto mit Erbsen, grünem Spargel und Frühlingszwiebeln
- Nachtisch: Getreide-Nuss-Plätzchen

## Chrom

Chrom aktiviert das Hormon Insulin. Insulin schleust den Zuckerbaustein Glukose in Ihre Zellen und versorgt Sie so mit Energie. Chrommangelerscheinungen lassen sich durch gezielte Chromzufuhr wieder ausgleichen.

**Dafür ist Chrom wichtig:**
- verstärkt die Insulinwirkung und Blutzuckerverwertung
- erhöht die Aufnahme von Aminosäuren in Muskulatur, Herz und Leber, verbessert die Eiweißbildung
- Regulation von Blutfetten (senkt Cholesterinspiegel)
- Zellneubildung

**Mögliche Ursachen von Chrom-Mangelzuständen:**
- Nahrung reich an Fetten, Zucker und raffinierten Kohlenhydraten
- Vermehrter Stress, Krankheit, Intensives Körpertraining
- Schwangerschaft
- Alter

**Das kann bei Chrom-Mangel passieren:**
- Störungen im Insulin- und Blutzuckerstoffwechsel
- Gewichtsverlust
- erhöhte Blutfettwerte (Cholesterin- und Triglyceridspiegel)
- Nervenstörungen (Neuropathie)

**Außerdem ist Chrom bedeutsam bei der Prävention und Therapie von verschiedenen Erkrankungen wie**
- Diabetes
- Regulationsstörungen der Blutzuckerwerte
- Fettstoffwechselstörungen
- Arteriosklerose
- Schwangerschaft
- Sport/Leistungsfähigkeit

**Dosierung von Chrom in µg:**
- Zur Verhinderung von Mängeln:

  | | |
  |---|---|
  | Bei Frauen: | 30–100 |
  | Bei Männern: | 30–100 |
  | Zur Therapie: | 200–300 |

## Überdosierungen von Chrom:

Durch berufliche Exposition und metallische Implantate möglich. Dreiwertiges Chrom gilt in körpergerechten Dosierungen als unproblematisch.

**Für eine gute Chrom-Versorgung sollten Sie regelmäßig diese Lebensmittel auswählen (µg/100 g verzehrter Nahrung):**

| Hohe Werte sind in: Tierisch | | Pflanzlich | |
|---|---|---|---|
| Schweineschnitzel | 70 | Bierhefe | 200 |
| Hühnerfleisch | 26 | Linsen | 70 |
| | | Vollkornbrot | 49 |
| | | Melasse (2 EL) | 36 |
| **Allgemein gute Quellen sind:** **Tierisch** | | **Pflanzlich** | |
| Fleisch | | Vollkornprodukte | |

Mögliche Kombinationen für eine gute Chrom-Versorgung sind z. B.:

- Pastinaken-Möhren-Linsen-Eintopf mit Petersilie
- Dinkelnudeln mit Tomaten-Gemüsesoße mit Hefeextrakt gewürzt
- Vollkornpfannkuchen mit Melasse

## Jod

Jodmangel-Krankheiten wie der Kropf (Schilddrüsenvergrößerung) stellen ein weltweites Problem dar. In Skandinavien, Belgien oder England oder der Schweiz gibt es eine gezielte Kropf-Vorbeugung. In Deutschland weisen über 10 % der Bevölkerung einen Jodmangel auf.

## Dafür ist Jod wichtig:

- Bildung der Schilddrüsenhormone
- Antioxidans und Fänger von freien Radikalen

## Mögliche Ursachen von Jod-Mangelzuständen:

- Ernährung mit Nahrungsmitteln aus jodarmen Anbaugebieten (Inland, Gebirge) oder Fertigprodukte ohne jodiertes Speisesalz
- Schwangerschaft und Stillzeit
- Kropf fördernde Anteile in der Nahrung (Hirse, Süßkartoffeln, bestimmte Bohnensorten)

## Das kann bei Jod-Mangel passieren:

- Generell: Schilddrüsenunterfunktion
- Fötus: Erhöhte Fehlgeburtenrate, Totgeburten, geistige Behinderung
- Säugling: Erhöhte Säuglingssterblichkeit, mentale Beeinträchtigung
- Kindheit: Kropf, Beeinträchtigung der geistigen und körperlichen Entwicklung
- Erwachsene: Kropf, Beeinträchtigung der geistigen Funktion

## Außerdem ist Jod bedeutsam bei der Prävention und Therapie von verschiedenen Erkrankungen wie

- Jod-Prophylaxe (vorbeugende Maßnahmen)
- Arteriosklerose
- Unterstützung des Immunsystems
- Jodmangel-Symptome

## Dosierung von Jod in µg:

- Zur Verhinderung von Mängeln:

  | | |
  |---|---|
  | Bei Frauen: | 150–200 |
  | Bei Männern: | 150–200 |
  | Zur Therapie: | 100–1.000 |

## Überdosierungen von Jod:

Ein Überangebot von Jod kann vor allem bei älteren Menschen zu einer Schilddrüsenüberfunktion führen. Bei Zufuhr von mehr als 2 mg ist auch eine Schilddrüsenunterfunktion möglich. Hoch dosierte Jodpräparate sind daher apothekenpflichtig (über 100 µg pro Kapsel).

**Für eine gute Jod-Versorgung sollten Sie oft von diesen Lebensmitteln essen (µg/100 g verzehrter Nahrung):**

| Hohe Werte sind in: Tierisch | | Pflanzlich |
|---|---|---|
| Krustentiere | 200–250 | Algen |
| Scholle | 200–250 | |
| Seelachs | 200–250 | |
| Garnele | 120–130 | |
| Kabeljau | 120–130 | |
| Thunfisch | 50–75 | |
| Hering | 50–75 | |
| Heilbutt | 50–75 | |
| **Allgemein gute Quellen sind:** Tierisch | | Pflanzlich |
| Seefisch | | Bis auf Algen, allgemein keine guten Jodquellen |
| Miesmuschelsalat | | |
| Heringssalat | | |

Mögliche Kombinationen für eine gute Jod-Versorgung sind beispielsweise:

- Lachs mit Meerrettichsahne
- Fischfilet mit Kartoffelsalat

Allgemein sollte immer jodiertes Speisesalz verwendet werden. Ohne Verzehr von Fisch ist die Jodversorgung in Österreich, der Schweiz und Deutschland schlecht.

## Selen

Selen wird normalerweise von der Pflanze aus dem Boden aufgenommen und gelangt so in unsere Nahrung. In Deutschland, in der Schweiz und in Österreich sind die Böden allerdings selenarm, sodass die Versorgung mit Selen aus der Nahrung zu niedrig ist.

**Dafür ist Selen wichtig:**
- Antioxidans: Zellschutz gegenüber freien Radikalen
- Regulation im Immunsystem: Stimulierung von Antikörpern, Regulierung von Botenstoffen des Immunsystems
- Umwandlung und Aktivierung der Schilddrüsenhormone

**Mögliche Ursachen von Selen-Mangelzuständen:**
- geringe Zufuhr durch Lebensmittel aus Anbaugebieten mit selenarmen Böden
- erhöhter oxidativer Stress, intensives Körpertraining, Rauchen, Kontakt mit Umweltchemikalien und Schwermetallen (z. B. Amalgam)
- Verdauungsstörungen mit Beeinträchtigung der Bauchspeicheldrüse, entzündliche Darmerkrankungen
- HIV-Infektion

**Das kann bei Selen-Mangel passieren:**
- verminderter Schutz gegen oxidative Schäden
- erhöhtes Krebsrisiko
- Herzversagen
- rheumatisch-arthritische Beschwerden
- Veränderungen der Haarstruktur
- Augenerkrankungen
- Schwächung des Immunsystems, Infektanfälligkeit
- Aufhellung von Haut und Haaren
- Fruchtbarkeitsstörungen

**Außerdem ist Selen bedeutsam bei der Prävention und Therapie von verschiedenen Erkrankungen wie:**
- Herz-Kreislauf-Erkrankungen
- Störungen im Immunsystem
- Herzinsuffizienz
- Krebsprävention
- Prävention einer Unterversorgung bei Rauchern
- rheumatische Erkrankungen
- Schwermetallentgiftung
- Selenmangel-Erkrankungen

**Dosierung von Selen in** µg:

- Zur Verhinderung von Mängeln:

| | |
|---|---|
| Bei Frauen: | 30–70 |
| Bei Männern: | 30–70 |
| Zur Therapie: | 200–300 |

**Überdosierungen von Selen:**

Als sicher und nebenwirkungsfrei gelten Langzeitdosierungen bis 350 µg pro Tag, sowie Einmalgaben von maximal 3,5 mg Selen.

**Gute Quellen für Selen sind die folgenden Lebensmittel (µg/100 g verzehrter Nahrung):**

| Hohe Werte sind in: Tierisch | | Pflanzlich | |
|---|---|---|---|
| Thunfisch | 82 | Sojabohnen | 50–70 |
| Sardinen | 60 | Weizenvollkornbrot | 30–60 |
| Leber | 40–60 | Weiße Bohnen | 22 |
| Dorsch | 25 | Mais | 12 |
| Ostseehering | 18 | Buchweizen | 8,3 |
| Allgemein gute Quellen sind: Tierisch | | Pflanzlich | |
| Fisch | | Soja | |
| Muskelfleisch | | Mais | |
| | | Reis | |

## Kupfer

Kupfer erfüllt wichtige Funktionen im Körper. Es spielt besonders im Eisenstoffwechsel eine herausragende Rolle. Kupfer und Zink sind Gegenspieler, sie können sich gegenseitig beeinträchtigen.

**Dafür ist Kupfer wichtig:**

- Eisenstoffwechsel: an der Bildung des roten Blutfarbstoffs beteiligt
- Immunantwort
- Pigment-Stoffwechsel (Melaninbildung)
- Bildung von Kollagen und Elastin (Struktureiweiß) im Bindegewebe
- Zentralnervensystem (Aufbau der Nervenfasern)
- Antioxidans

**Mögliche Ursachen von Kupfer-Mangelzuständen:**

- Langfristige Einnahme von hoch dosierten Eisen-, Molybdän- oder Zinkpräparaten
- ausschließliche Ernährung mit Kuhmilch bei Kleinkindern
- Nierenfunktionsstörungen
- chronische Darmerkrankungen, chronischer Durchfall
- oxidativer Stress durch Rauchen, Luftverschmutzung, rheumatische Arthritis

**Das kann bei Kupfer-Mangel passieren:**

- Anämie (Blutarmut)
- Störungen der Nervenzellen
- Haar- und Hautpigmentierungsstörungen
- Arteriosklerose
- Schlafstörungen
- Infektanfälligkeit
- Skelett-Strukturstörungen
- Haarstrukturstörungen
- Fruchtbarkeits- und Wachstumsstörungen
- erhöhte Cholesterinwerte
- Bluthochdruck
- Appetit- und Gewichtsverlust

**Außerdem ist Kupfer bedeutsam bei der Prävention und Therapie von verschiedenen Erkrankungen wie**

- Anämie (Blutarmut)
- Arthritis

- entzündliche Erkrankungen (Kupferspeicher der Leber sind geleert)
- Herzerkrankungen
- Schlafstörungen
- Schmerzen

**Dosierung von Kupfer in mg:**

Zur Verhinderung von Mängeln:  1–1,5
Zur Therapie:  2–4

**Überdosierungen von Kupfer:**

Chronische Kupfer-Vergiftungen (Säuglinge sind besonders gefährdet) sind durch zahlreiche Belastungsquellen wie Leitungswasser aus Kupferrohren, Kontrazeptiva (Pille, Kupfer-Spirale), Farbpigmente, Pflanzenschutzmittel möglich. Mit speziellen Nährstoffkombinationen kann Kupfer vermehrt über den Urin ausgeschieden werden.

**Gute Kupfer-Quellen sind folgende Lebensmittel (mg/100 g verzehrter Nahrung):**

| Hohe Werte sind in: Tierisch | | Pflanzlich | |
|---|---|---|---|
| Leber | 3,5–5,5 | Linsen | 0,7–0,8 |
| Austern | 2,5 | Erbsen | 0,7–0,8 |
| Huhn | 0,3–0,4 | Rote Bohnen | 0,7–0,8 |
| Gans | 0,3–0,4 | Sonnenblumenkerne | 2,8 |
| Lamm | 0,3–0,4 | Haselnüsse | 0,8–1,2 |
| Allgemein gute Quellen sind: Tierisch | | Pflanzlich | |
| Innereien | | Hülsenfrüchte | |
| Fleisch | | | |

Die Kupferversorgung durch Lebensmittel ist im Allgemeinen nicht gefährdet.

# Ernährung während der Schwangerschaft und Stillzeit

Die Schwangerschaft und Stillzeit stellen besondere Anforderungen an die werdende Mutter hinsichtlich der Ernährung. Schon im Mutterleib braucht das Ungeborene vom ersten Tag an Vitamine und Mineralstoffe. Diese bekommt es von der Mutter. Je besser deren Ausgangslage schon zu Beginn der Schwangerschaft ist, desto besser auch die Versorgung des Kindes. Der Bedarf an den meisten Mikronährstoffen ist erhöht. Besonders wichtig ist Folsäure. Andererseits können Überdosierungen von Vitamin A das Kind gefährden (vgl. Seite 23). Stillende benötigen sogar noch mehr Vitamine als Schwangere, da mit der Muttermilch der gesamte Nährstoffbedarf des Säuglings gedeckt werden soll. Einige Mikronährstoffe in der Muttermilch sind aber nur in unzureichenden Mengen vorhanden. Daher sollte besonders in diesen Zeiten die Ernährung mit orthomolekularen Supplementen angereichert werden. Die besonderen Nährstoffempfehlungen für Schwangere und stillende Mütter sind für Sie in den nachfolgenden Tabellen zusammengefasst.

## Empfohlene Nährstoffe während der Schwangerschaft

| Nährstoffe | Empfohlene Tagesmenge (die sich aus Nahrungsquellen und Supplementen zusammensetzt) |
|---|---|
| Energie | 2.400–2.600 kcal (für eine Frau, die 60 kg wiegt und durchschnittlich aktiv ist) |
| Protein (qualitativ hochwertige Quellen: siehe Text) | 70–90 g |
| Mehrfach ungesättigte Fettsäuren (die die essenziellen Fettsäuren Linolsäure und Linolensäure liefern) | 25–30 g |

**Fortsetzung**

| Nährstoffe | Empfohlene Tagesmenge (die sich aus Nahrungsquellen und Supplementen zusammensetzt) |
|---|---|
| Omega-3-Fettsäuren (Linolensäure, EPS und DHS) | 3–6 g |
| Nahrungsfasern | 25–30 g |
| **Vitamine** | |
| Vitamin A | 2.500 IE |
| Vitamin D | 10–15 µg |
| Vitamin E | 15–20 mg |
| Thiamin ($B_1$) | 1,5–2,0 mg |
| Riboflavin ($B_2$) | 1,6–2,2 mg |
| Niacin/Niacinamid | 20 mg |
| Vitamin $B_6$ | 2,5–5,0 mg |
| Pantothensäure | 5–10 mg |
| Biotin | 75–150 µg |
| Folsäure | 0,8 mg |
| Vitamin $B_{12}$ | 3–5 µg |
| **Mineralien** | |
| Calcium | 1.200–1.500 mg |
| Phosphor | 1.200–1.500 mg |
| Magnesium | 600–800 mg |
| Eisen | 30 mg |
| Zink | 15–20 mg |
| Jod | 200 µg |
| Selen | 75–150 µg |
| Kupfer | 1,5–2,0 mg |
| Mangan | 2–5 mg |
| Fluor | 1–3 mg* |
| Chrom | 100–200 µg |
| Molybdän | 100–250 µg |

*Nur dort, wo die Wasser- und Salzversorgung nicht fluoridiert ist.

## Nährstoffbedarf (Ernährung und Supplemente) für Stillende

| Nährstoff | Täglicher Bedarf |
|---|---|
| Energie | +500 kcal* |
| Protein | 70 g |
| Essenzielle Fettsäuren: | 5–10 % |
| Linolsäure, Linolensäure | 1–3% des Kalorientotals |
| **Vitamine** | |
| Vitamin A | 6.000 IE |
| Vitamin D | 10 µg |
| Vitamin E | 50 mg |
| Vitamin K | 20 µg |
| Vitamin C | 200 mg |
| Thiamin ($B_1$) | 5 mg |
| Riboflavin ($B_2$) | 5 mg |
| Niacin/Niacinamid | 25 mg |
| Vitamin $B_6$ | 5 mg |
| Pantothensäure | 20 mg |
| Biotin | 100 µg |
| Folsäure | 0,4 mg |
| Vitamin $B_{12}$ | 5 µg |
| **Mineralien** | |
| Calcium | 2.000 mg |
| Magnesium | 600–800 mg |
| Eisen | 15 mg** |
| Zink | 30 mg |
| Jod | 200 µg |
| Selen | 100 µg |
| Kupfer | 10 mg |
| Mangan | 2–5 mg |

**Fortsetzung**

| Nährstoff | Täglicher Bedarf |
|-----------|------------------|
| Fluor | 4 mg*** |
| Chrom | 200 µg |
| Molybdän | 250 µg |

\*     Zusätzlich zum normalen täglichen Energiebedarf.
\*\*    Der tägliche Verlust von Eisen mit der Muttermilch wird bei etwa 0,3 mg ange-
      setzt. Bei den meisten Frauen bleibt während der Stillzeit die Periode aus, und
      so werden die üblichen monatlichen Verluste von Eisen mit dem Menstruations-
      blut vermieden.
\*\*\*   Nur dort, wo die Wasser- und Salzversorgung nicht fluoridiert ist.

# Bedeutung von Antioxidanzien, Amino-säuren, Fettsäuren und anderen Substan-zen für den Körper

## Antioxidanzien und Freie Radikale

Sauerstoff ist lebensnotwendig für uns. Bei der Verbrennung von Sauerstoff (Oxidation) entsteht Energie. Da Sauerstoff sehr reaktionsfreudig ist, entstehen dabei auch immer in geringen Mengen sehr reaktive Folgeprodukte: „Freie Radikale". Wird jedoch das gesunde Gleichgewicht gestört und steigt die Menge dieser aggressiven Stoffe zu sehr an, können schädliche Stoffwechselprozesse ausgelöst werden. Körpereigene Eiweiße und Fette können angegriffen und auch die Gene, die Träger unserer Erbinformation, geschädigt werden. Freie Radikale sind daher Mitverursacher von schweren Erkrankungen wie Arterienverkalkung (Arteriosklerose) und Krebs. Freie Radikale entstehen im Körper durch:

- normale Stoffwechselprozesse, wie bei der Nutzung von Sauerstoff zur Energieproduktion in den Zellen. Sind diese Stoffwechselprozesse gesteigert, beispielsweise bei Sport, Stress oder Krankheit, entstehen auch mehr freie Radikale

- im Immunsystem werden freie Radikale gebildet, um eingedrungene Bakterien, Viren oder Pilze unschädlich zu machen. Allergische Reaktionen erhöhen die Produktion von freien Radikalen drastisch
- Umweltverschmutzung, z. B. durch Autoabgase entstandenes Ozon
- Einnahme bestimmter Medikamente
- Zigarettenrauch
- Strahlen

Unser Körper ist diesen zerstörerischen Stoffen jedoch nicht schutzlos ausgeliefert. Antioxidanzien (z. B. Vitamin C, E und Beta-Carotin) fangen freie Radikale ab und machen sie unschädlich. Daneben werden sie auch durch körpereigene Abwehrsysteme (antioxidative Enzyme) entgiftet.

Beispiel für antioxidative Enzymsysteme:

| Enzym | Beteiligtes Spurenelement |
|---|---|
| Glutathionperoxidase | Selen |
| Katalase | Eisen |
| Superoxiddismutase | Zink, Mangan, Kupfer |

**Haupt-Antioxidanzien sind**

| In Zellmembranen und Fettverbindungen (fettlöslich) | In Blut, Körperflüssigkeiten und im Zellkern (wasserlöslich) | Fett- und wasserlöslich |
|---|---|---|
| Vitamin E | Vitamin C | Carotinoide |
| Coenzym Q10 | | Glutathion |
| Vitamin A | | Cystein |

Zahlreiche sekundäre Pflanzeninhaltsstoffe, die nicht primär der Ernährung dienen wie Aroma- und Farbstoffe in Samen und Früchten, wirken antioxidativ und schützen Sie vor schädlichen Umwelteinflüssen wie Mikroorganismen, Schwermetallen und Sonnenstrahlen.

Weitere wichtige Nährstoffe für den Körper, die in der orthomolekularen Medizin eine große Rolle spielen, sind

- Ungesättigte Fettsäuren
- Aminosäuren
- Verbindungen, die keiner einzelnen Gruppe angehören (z. B. Pflanzeninhaltsstoffe).

In der nachstehenden Tabelle finden Sie die wichtigsten Funktionen von Nährstoffen bzw. orthomolekularen Supplementen (Ergänzungsmittel):

| Verbindung | Funktionen | Vorkommen in der Nahrung |
|---|---|---|
| **Fette** | | |
| Essenzielle ungesättigte Fettsäuren (Omega-3- und Omega-6-Fettsäuren) | Bestandteile von Zellwänden<br>Bildung von hormonähnlichen Substanzen (Eicosanoiden) für:<br>Regulation von Zellwachstum und -neubildung<br>Regulation von Blutfetten und Cholesterin, Blutdruck und Durchblutung<br>Entzündungshemmung<br>Regulation geistiger Funktionen (Stimmung, Psyche) | Linolsäure: Öle aus Mais, Distel, Sojabohnen, Sesam, Sonnenblumen<br>Linolensäure: Sojabohnen, Walnüsse, Weizenkeime, Leinsamen und ihre Öle<br>Gamma-Linolensäure: Nachtkerzenöl, Borretschöl, Öl aus den Samen der schwarzen Johannisbeere<br>Omega-3-Fettsäuren: EPA und DHA: Fische und Muscheln |
| Lecithin + Cholin | Entgiftung und Ausscheidung von Chemikalien, Unterstützung von Enzymsystemen der Leber<br>Fett-Stoffwechsel in der Leber, Fetttransport – verhindert Anhäufung von Fett in der Leber | Leber<br>Eier, Milch<br>Erdnüsse<br>Rindfleisch<br>Blumenkohl, Eisbergsalat<br>Vollkornbrot<br>Kartoffeln |

| Verbindung | Funktionen | Vorkommen in der Nahrung |
|---|---|---|
| | Struktur der Zellwände<br>Bildung von Acetylcholin – ein Botenstoff in Nerven und Gehirn | |
| Alpha-Lipon-Säure | Beteiligt an Fettsäuresynthese<br>Antioxidans in Membranen und Körperflüssigkeiten<br>Regeneration von Vitamin E und C<br>Komplexbildner mit Schwermetallen: Mobilisierung und Ausscheidung | Kommt in der Nahrung nur in geringen Mengen vor, vor allem in Herz, Leber und Nieren |
| **Aminosäuren und Eiweiße** | | |
| Phenylalanin, Tyrosin | Neurotransmitter-Bildung (Botenstoff im Nervensystem)<br>Schmerzlinderung – vermindert Abbau von schmerzlindernden Substanzen<br>Bildung von Hormonen (Schilddrüsenhormone) und Melanin (Hautpigment) | Sojabohnen<br>Erdnüsse, Mandeln<br>Thunfisch, Forelle blau<br>Rindfleisch<br>Käse<br>Weizenkeime<br>Hühnerei |
| Tryptophan | Bildung von Niacin, Melatonin und Serotonin (Neurotransmitter)-Prolactin- und Wachstumshormon-Haushalt<br>Abbauprodukt von Tryptophan erhöht Zinkaufnahme aus der Nahrung | Cashew-Nüsse<br>Kalb- und Rindfleisch<br>Sonnenblumensamen<br>Thunfisch<br>Huhn<br>Weizenkeime<br>Haferflocken<br>Käse |

| Verbindung | Funktionen | Vorkommen in der Nahrung |
|---|---|---|
| Leucin Isoleucin Valin | Energiequelle für Muskeln Neurotransmitter-Stoffwechsel (Botenstoff im Nervensystem) Vermindern Eiweißabbau bei Verletzungen und Operationen | Erdnüsse Thunfisch, Lachs Kalbs- und Rindfleisch Kichererbsen Weizenkeime, Reis, Hüttenkäse, Vollmilch |
| Lysin | Antivirale Wirkung Stärkung des Immunsystems Carnitin-Bildung Schutz der Herzgefäße | Thunfisch, Garnelen Schweinefleisch, Rindfleisch, Huhn Sojabohnen, Linsen Erdnüsse, Weizenkeime Parmesankäse |
| Arginin Ornithin | Freisetzung von Wachstumshormon, Insulin und Noradrenalin Stärkt Immunabwehr: Anregung von weißen Blutkörperchen Krebshemmende Wirkung Im Eiweiß-Stoffwechsel an Stickstoffausscheidung über den Urin beteiligt | Erdnüsse, Haselnüsse Sojabohnen Garnelen, Thunfisch Hammelfleisch, Huhn Weizenkeime, Haferflocken Eier |
| Methionin | Entzündungshemmung Eiweiß- und Hormonaufbau Verhindert Angst und Depressionen Schwefel-Lieferant: an vielen Stoffwechselprozessen z. B. dem Aufbau von Geweben beteiligt (gilt auch für Cystein) | Angaben für Methionin und Cystein: Brokkoli Rosenkohl |

| Verbindung | Funktionen | Vorkommen in der Nahrung |
|---|---|---|
| Cystein Glutathion | Schwefel-Lieferant, kann aus Methionin gebildet werden<br>Antioxidative Wirkung<br>Entgiftung von Fremdstoffen<br>Bestandteil von Strukturproteinen in Bindegewebe, Muskeln und Knochen<br>Fettsäure-Bildung, Produktion von Zellmembranen und Myelin<br>Immunantwort, Entzündungsprozesse<br>Taurin-Bildung | Spinat<br>Erbsen<br>Spargel<br>Kartoffel<br>Fleisch |
| Taurin | Antioxidative Wirkung<br>Entgiftung<br>Entwicklung und Funktion der Augen, des Gehirnwachstums<br>Funktion der Gallensäuren | Muscheln, Austern, Thunfisch, Dorsch<br>Schweine- und Rindfleisch<br>Hammelfleisch, Huhn<br>Vollmilch |
| Threonin Glycin | Harnsäure-Stoffwechsel: erhöht Ausscheidung von Harnsäure<br>Stärkung des Immunsystems: Reifung weißer Blutkörperchen<br>Neurotransmitter-Wirkung: beruhigend, verbessert neuromuskuläre Kontrolle | Sojabohnen, Linsen<br>Bachforelle<br>Erdnüsse<br>Sonnenblumensamen, Weizenkeime<br>Hammelfleisch, Huhn<br>Hüttenkäse, Eier |

| Verbindung | Funktionen | Vorkommen in der Nahrung |
|---|---|---|
| Histidin | Hämoglobin-Bildung (Blutfarbstoff) Histamin-Bildung Stärkung des Immunsystems | Thunfisch, Lachs Schweine-, Rindfleisch Huhn Sojabohnen, Linsen Erdnüsse, Weizenkeime Emmentaler Käse |
| Glutaminsäure Glutamin Gamma-Aminobuttersäure (GABA) | Antioxidative Wirkung Beruhigende Wirkung Energieproduktion: unerlässliche Funktion im Energiestoffwechsel Stabilisierung des Blutzuckerspiegels | Schinken Truthahn, Huhn Cheddar Käse Vollmilch Ei |
| Carnitin | Energie-Stoffwechsel: Transport von Fettsäuren in die „Kraftwerke der Zellen" (Mitochondrien) Entgiftung | Schaffleisch, Rindfleisch, Schweinefleisch, Huhn Vollmilch Weizenvollkornbrot |
| Niedermolekulares Eiweiß | Stimuliert Stoffwechsel Stimuliert Verdauung Mobilisiert Fettstoffwechsel Fettabbau und Muskelansatz (Sport) | als Supplement |
| **Weitere, nicht zugeordnete Substanzen** | | |
| Coenzym Q10 | Antioxidative Wirkung Energie-Produktion: lebenswichtige Rolle bei der Energiegewinnung in den Mitochondrien („Kraftwerke" der Zellen) | kommt in vielen Lebensmitteln, aber nur in kleinen Mengen vor, z. B. in Sojabohnen, Walnüssen, Mandeln, Fleisch, Makrelen, Sardinen, Weizenkeimen, grünen Bohnen, Spinat, Kohl, Knoblauch |

| Verbindung | Funktionen | Vorkommen in der Nahrung |
|---|---|---|
| Dimethylglycin | Aminosäure-Stoffwechsel<br>Immunabwehr<br>Homocystein-Entgiftung: Homocystein ist ein Arteriosklerose-Risikofaktor | Nur in geringen Konzentrationen in Nahrungsmitteln z. B. in Fleisch, Körnern und Samen |
| Para-Amino-benzoesäure | Struktureller Bestandteil der Folsäure<br>Gesunderhaltung von Haut und Haar | Leber, Vollkorn, Hefe, Weizenkeime, Melasse, Vollkornreis |
| Inositol | Strukturbestandteil der Zellwände, Regulation des Natrium- und Kalium-Flusses durch die Zellwände<br>Fett-Stoffwechsel, Fettausscheidung<br>Neutrotransmitter-Produktion<br>Übermittlung von Nervenimpulsen<br>Spermaproduktion | Melone, Orange, Grapefruit<br>Vollkornbrot |
| Melatonin | Antioxidative Wirkung<br>Alterungsprozess: Geringere Konzentration fördert degenerative Veränderungen<br>Steuerung des Stoffwechsels, des Blutdrucks und der Körpertemperatur<br>Stärkt wahrscheinlich Immunantwort<br>Kontrolliert biologische Uhr des Körpers | als Supplement |

# Was ist orthomolekulare Medizin?

Die orthomolekulare Medizin wurde von dem amerikanischen Biochemiker und zweifachen Nobelpreisträger Linus Pauling begründet und wie folgt definiert:

„Orthomolekulare Medizin ist die Erhaltung guter Gesundheit und die Behandlung von Krankheiten durch Veränderungen der Konzentration von Substanzen, die normalerweise im Körper vorhanden und für die Gesundheit erforderlich sind" (Zitat übersetzt aus dem Wissenschaftsmagazin „Science" 1968)

Die orthomolekulare Medizin beinhaltet die sinnvolle Zusammenstellung von Nahrungskomponenten, um Krankheiten zu verhindern oder zu heilen.

## Aufgabe der orthomolekularen Medizin

Der Erhaltung der Gesundheit wird dementsprechend in der orthomolekularen Medizin die gleiche Bedeutung beigemessen wie der Behandlung von Krankheiten. Wenn wir über unsere Nahrung mit einem bestimmten Nährstoff ungenügend versorgt sind, können Mangelerscheinungen auftreten.

**Vorsicht:** Geringfügige Mängel können im Alltag lange Zeit unbemerkt bleiben und treten dann erst nach Jahren in Erscheinung.

Beispiel: Eine längerfristige knappe Versorgung mit Vitamin C kann die Körperzellen schwächen und so das Krebsrisiko erhöhen. Dieser Zustand wird **nicht** durch Symptome sichtbar.

Die orthomolekulare Medizin berücksichtigt die Erkenntnis, dass der Stoffwechsel so komplex ist und nur reibungslos funktionieren kann, wenn alle dafür benötigten essenziellen Nährstoffe in ausreichender Menge zur Verfügung stehen.

Deshalb müssen Vitamine und Mineralstoffe, Spurenelemente und essenzielle Amino- und Fettsäuren sowie andere wichtige Substanzen von außen zugeführt werden.

In der orthomolekularen Medizin werden vor allem folgende drei Ebenen unterschieden:

- Ernährung
- Prävention
- Therapie

Die gesunde Ernährung stellt für die orthomolekulare Medizin die primäre Basis für die Erhaltung der Gesundheit dar. Sie dient der Aufrechterhaltung des Stoffwechselgleichgewichts. In der Regel reicht jedoch eine ausgewogene Ernährung alleine nicht mehr aus, um einen ungestörten Ablauf der Stoffwechselprozesse zu gewährleisten, ganz abgesehen davon, dass in den Industriestaaten die ausgewogenen Ernährung meistens kaum noch stattfindet.

Da ernährungsbedingte Krankheiten wie Herz-Kreislauf-Erkrankungen, Krebs und Diabetes zu den häufigsten Todesursachen zählen, spielt die Prävention dieser Erkrankungen in der orthomolekularen Medizin eine zentrale Rolle. Bereits ausgebrochene Krankheiten können mit orthomolekularen Nährstoffen therapiert werden.

Die orthomolekulare Medizin umfasst:
- die Beeinflussung der Stoffwechselfunktionen durch Nährstoffe
- die Beratung für gesunde Ernährung und Krankenkost
- die Chemie und Wirkungsweise von Nährstoffen im Körper
- wie viel kann der Körper verwerten?
- die Auswahl von Nährstoffen, zur Heilung oder Beschleunigung der Heilung verschiedener Krankheitsbilder oder Unfallfolgen oder zur Verhinderung von Krankheiten
- die Entgiftung des Körpers mittels Nährstoffen
- die Folgen von Überschuss oder Mangel an Nährstoffen

- die Nebenwirkungen von Nährstoffen sowie eventuelle Gegenanzeigen
- die Verringerung von Schäden, die durch körperfremde Arzneimittel oder andere therapeutische Maßnahmen verursacht werden, mittels Nährstoffen

## Unterschied: herkömmliche Medikamente – Nährstoffe

In der orthomolekularen Medizin werden zwei Typen von Arzneimitteln unterschieden:

1. Arzneimittel, die unserem Körper fremd sind und auch in der natürlichen Nahrung nicht vorkommen
2. „Körpereigene" Arzneimittel, die in unserem Körper oder in der natürlichen Nahrung vorkommen

Der zentrale Unterschied dieser beiden Arzneimitteltypen besteht darin, dass durch die herkömmlichen körperfremden Arzneimittel in der Regel Symptome, aber nicht Ursachen einer Erkrankung behandelt werden. Die Körperzellen „warten" nicht auf das Arzneimittel. Dagegen reagiert der Körper, als habe er auf die „körpereigenen Arzneimittel" – also Nährstoffe – gewartet, und die Wirkung tritt meistens schon nach kurzer Zeit ein.

Herkömmliche Medikamente wirken in der Regel schnell und heftig. Sie blockieren häufig biochemische Wege oder greifen in den Zellstoffwechsel ein. Nährstoffe und Mikronährstoffe neigen dagegen zu einer langsamen und schrittweisen Wirkungsweise, sind jedoch langfristig wirksamer, weil sie das körpereigene Gleichgewicht fördern oder verbessern.

„Glauben Sie wirklich, dass Sie an Arthritis leiden, weil Ihrem System Aspirin fehlt?" Diese Frage beschreibt treffend die Symptombekämpfung mit körperfremden Arzneimitteln – im Unterschied zur Behandlung mit Nährstoffen in der orthomolekularen Medizin. In der Praxis ist häufig eine parallele Anwendung von Nährstoffpräparaten mit konventionellen Medikamenten sinnvoll. Nicht zuletzt auch deshalb, da Medikamente Wechselwirkungen mit dem Nährstoffhaushalt eingehen und daraus viele unerwünschte Nebenwirkungen resultieren können.

## Individueller Bedarf

Jeder Mensch hat seine eigene biologische Individualität, also einen einzigartigen Nährstoffbedarf. Hierfür gibt es eine Reihe von Ursachen:

- Aktivität und sportliche Betätigung
- Alkoholkonsum
- Alterungsprozess
- berufliches und psychosoziales Umfeld
- Ernährungsfaktoren, z. B. Fettverzehr, Kaffee- oder Teekonsum
- genetische Unterschiede
- Geschlecht
- Kontakt mit Umweltgiften
- Krankheit und Operation
- Lebensstil
- psychischer und emotionaler Stress
- Rauchen
- regelmäßige Einnahme von Medikamenten oder Drogen
- Resorptionsprobleme
- Schwangerschaft und Stillen
- Wachstum während Kindheit und Jugend

Ernährungstipps zu in verschiedenen Situationen finden Sie im praktischen Teil des Buches.

# Heutige Essgewohnheiten und die Wichtigkeit von Nährstoffsupplementen

Unsere Ernährung hat sich im Laufe unserer Entwicklung stark verändert. Während die ursprüngliche Nahrung vorwiegend frische pflanzliche Nahrungsmittel enthielt, die reich an Ballaststoffen, Vitaminen und Mineralstoffen sind, kamen raffinierte und leere Kohlenhydrate sowie Zucker kaum vor. Unsere Vorfahren haben weit weniger Fett und Fleisch gegessen und der Anteil an mehrfach ungesättigten Fettsäuren war drei- bis viermal so hoch im Vergleich zu heute. Wir essen dagegen heute zu viel Fleisch und Wurst und nehmen so auch zu viel von den ungünstigen gesättigten Fetten auf. Fisch, der eine optimale Quelle für Jod und essenzielle Omega-3-Fettsäuren, wie DHS (Docosahexaensäure) und EPS (Eicosapentaensäure) ist, steht dafür zu selten auf unserem Speiseplan. Fleisch ist arm an DHS und EPS und kein guter Ersatz. Diese Aufzählung ließe sich noch lange weiterführen. Insgesamt sind diese Essgewohnheiten in Verbindung mit unserem Bewegungsmangel an der Entstehung der weit verbreiteten Zivilisationskrankheiten wie Bluthochdruck, Diabetes, Herzkrankheiten und Osteoporose beteiligt.

## Nährstoffsupplemente (= Nahrungsergänzungsmittel)

Diese helfen Ihnen, sich trotz vieler nährstoffarmer Lebensmittel optimal zu versorgen und gesund zu bleiben. Auf dem Markt existiert eine Vielfalt von Nährstoffsupplementen, sodass die Auswahl für den Laien schwierig ist. Große Unterschiede bestehen zwischen orthomolekularen und nicht orthomolekularen Supplementen. Wichtige Kriterien für die richtige Auswahl werden Ihnen hier an die Hand gegeben.

# Verwirrendes Angebot – Kriterien für die Auswahl von Nahrungsergänzungsmitteln

Wählen Sie nur Supplemente aus, die vom Körper optimal verwertet werden (hohe Bioverfügbarkeit), das heißt:

- Organische Verbindungen wählen
  Eisen als Eisenfumarat, -gluconat, -chelat (an Eiweiß gebunden)
  Kalium als Kaliumcitrat ist besser verträglich als Kaliumchlorid
  Magnesiumaspartat ist besser verfügbar als Magnesiumoxid
- Natürliche Wirksubstanzen und Rohstoffquellen bevorzugen
  z. B. Beta-Carotin als Carotinoidgemisch aus Meeresalgen (*Dunaliella salina*)
  Vitamin E als natürliches Vitamin E (d-alpha-Tocopherol = RRR-alpha-Tocopherol)
- Auf verwendete Hilfsstoffe achten
  Es sollten keine körperfremden Hilfsstoffe verwendet werden, d.h. nur solche, die in den Stoffwechsel passen, also keine künstlichen Farb-, Aroma- und Konservierungsstoffe
  Supplemente aus dem Fachhandel beziehen
  Der Bezug über die Apotheke garantiert Qualität und qualifizierte Beratung
- Auf Stabilität achten (Haltbarkeitsdatum prüfen)
- Richtige Verhältnisse der Nährstoffe beachten (nur ausbilanzierte Produkte wählen)
  z. B. sollten „Gegenspieler" dem Körper in einem bestimmten, physiologischen Verhältnis angeboten werden:
  Calcium : Magnesium:  2–3 : 1
  Eisen : Zink           > 2 : 1

- Essenzielle Fettsäuren sollten immer Vitamin E als Antioxidans enthalten, z. B. in:
  Nachtkerzenöl (EPO)
  Fischöl
  Borretschöl

## Wie verhalten sich „Gegenspieler" in Multi-Nährstoffpräparaten?

Gegenspieler begrenzen sich gegenseitig in ihrer Wirkung. So kann beispielsweise ein hoher Calciumgehalt in der Nahrung die Zinkaufnahme beeinträchtigen. Daher ist es wichtig, dass in Mineralstoffpräparaten die einzelnen Komponenten in einem ausgeglichenen Verhältnis vorliegen. In orthomolekularen Supplementen werden diese möglichen, unerwünschten Wechselwirkungen berücksichtigt und die Nährstoffe liegen in den entsprechenden körpergerechten Mengen vor.

# Praktischer Teil

## Welcher Ernährungstyp sind Sie?

Eigentlich wissen wir alle, wie wir uns gesund ernähren könnten; aber dann sieht der Alltag plötzlich doch ganz anders aus. Anhand der beschriebenen Mahlzeiten wird beispielhaft aufgezeigt, wie die Ernährung von vielen Menschen in der Praxis aussieht – von ganz ungesund bis gesund und ausgewogen. Hier finden Sie konkrete Vorschläge, was Sie in Ihrer Situation relativ einfach verbessern können. Zusätzlich finden Sie Vorschläge, mit welchen Nahrungsergänzungsmitteln Sie Ihren „persönlichen Mangel" ausgleichen könnten, um fit und gesund zu bleiben.

*Verwendete Symbole bei der Typenbeschreibung:*

- 🍴 = So sieht es aus (Ernährungs-Ist-Zustand, Beispiele für die Mahlzeiten)
- 🔔 = Das ist zu viel (die Alarmglocke läutet)
- ☹ = Das fehlt
- ☺ = Damit ausgleichen (Ernährungstipps), in der Tabelle: gut versorgt
- 📖 = Supplemente zum Ausgleichen

## Ernährungstyp: „Typische deutsche Küche"

Dieser Ernährungstyp ist gekennzeichnet durch einen hohen Konsum von Weißmehlprodukten, poliertem Reis, Zucker sowie viel Fleisch und Wurst. Das Gemüse ist ein eher weich gekochtes Häuflein, das gegenüber dem „Fleischberg" auf dem Teller kaum zur Geltung kommt. Diesem Speiseplan fehlen in der Regel frisches Obst und Gemüse und es wird zu viel Fett aufgenommen. Wenn Salate zum Essen serviert werden, dann bestehen diese häufig aus verarbeitetem und daher nährstoffarmem Dosengemüse. Ein möglicher durchschnittlicher Speiseplan könnte so aussehen:

**Frühstück:**

🍴 Toast mit Butter, Marmelade oder Honig, vielleicht sogar Nuss-Nougat-Creme, Kaffee

**Mittagessen:**

🍴 Gekochtes Gemüse, Kartoffeln, Fleisch (Rindfleisch) und Fleischsoße

**Abendessen:**

🍴 Vollkornbrot mit Butter, Käse, Wurst oder Schinken, schwarzer Tee

**Zwischenmahlzeiten**:

Nachmittags: Kaffee und Kuchen
Abends: Kartoffelchips

**Getränke**: Kaffee und Tee

**Medikamenteneinnahme**: Thyroxin (bei Schilddrüsenunterfunktion)

**Rauchen**: 15–20 Zigaretten pro Tag

**Alkohol**: Täglich 1–2 Flaschen Bier

**Gesamtbewertung:**
Versorgung gut: ☺, schlecht: ☹, zu viel: 🍖

Vitamine

| A | Biotin | Folsäure | Pantothensäure | $B_1$ | $B_2$ | Niacin | $B_6$ | $B_{12}$ | C | D | E | K |
|---|--------|----------|----------------|-------|-------|--------|-------|----------|---|---|---|---|
| ☺ | ☹ | ☹ | ☺ | ☹ | ☹ | ☹ | ☹ | ☺ | ☹ | ☹ | ☹ | ☹ |

### Mineralstoffe

| Calcium | Phosphor | Kalium | Natrium | Magnesium | Eisen |
|---|---|---|---|---|---|
| ☹ | ☛ | ☹ | ☛ | ☹ | ☺ |

### Spurenelemente

| Zink | Kupfer | Jod | Mangan | Selen | Molybdän | Chrom |
|---|---|---|---|---|---|---|
| ☺ | ☺ | ☹ | ☺ | ☹ | ☹ | ☺ |

### Sonstiges

| Eiweiß | Ungesättigte Fettsäuren | Ballaststoffe |
|---|---|---|
| ☛ | ☹ | ☹ |

**Bewertung (☹: zu wenig, ☺: damit ausgleichen, 📖: Supplemente zum Ausgleichen)**

☹ Frisches Obst und Gemüse, Salat oder Rohkost: Hitzempfindliche Vitamine, besonders Vitamin C; vollwertige Getreideprodukte: B-Vitamine, ungesättigte Fettsäuren, Vitamin E, Mineralien, Vitamin E, Wasser

☛ Zucker, gesättigtes Fett, Cholesterin, tierisches Eiweiß

☺ Frühstück: Obst, frisch gepresster Fruchtsaft, Toast durch Mehrkornbrot ersetzen, Quark oder Joghurt ergänzen, Nuss-Nougat-Creme durch Marmelade oder Honig ersetzen, optimal: Früchtemüsli mit Milch oder Joghurt, 1 Glas Mineralwasser zum Kaffee.

Mittags: Mahlzeit mit frischen gemischten Salat oder Rohkost aufwerten, die mit hochwertigen Pflanzenölen angemacht sind. Liefert Vitamine (v.a. C und E), essenzielle Fettsäuren.

Abends: Vollkornbrot mit magerem Schinken statt fetter Wurst und wenig Käse mit frischem Gemüse (z.B. Gurke, Tomaten, Sprossen) belegen, möglichst Butter durch leichteren Frischkäse oder Kräuterquark ersetzen, alternativ: Seefisch (Jod-Zufuhr) zum Belegen.

Zwischendurch: viel frisches Obst, Fruchtsaft, Milchprodukte, ungesalzene Nüsse (wenig, da fett, aber viel ungesättigte Fettsäuren und B-Vitamine)

📖 Supplemente: Basenmischung, Vitamin B-Komplex, Vitamin C, Vitamin E, Nachtkerzenöl, Antioxidanzien

### Vorschläge

Die durchschnittliche deutsche Küche enthält in der Regel zu viel tierische Produkte und zu wenig Seefisch, frisches Obst und Gemüse. Dadurch fehlen besonders die Vitamine C und E, ungesättigte Fettsäuren und Mineralstoffe (v. a. Calcium, Magnesium, Jod, Selen).

Zwischendurch sollte viel Mineralwasser getrunken werden, um die Wasser entziehende Wirkung von Kaffee und schwarzem Tee auszugleichen. Als Zwischenmahlzeiten bieten sich an: frisches Obst, Joghurt, Quark, Vollkornprodukte und frisch gepresster Saft.

Die deutsche Gesellschaft für Ernährung empfiehlt 5 Mahlzeiten Gemüse und Obst am Tag. Das bedeutet, dass zu jeder Mahlzeit inklusive Zwischenmahlzeiten Obst oder Gemüse gehören. Damit werden auch viele sättigende und die Verdauung regulierende Ballaststoffe aufgenommen.

Durch das Rauchen steigt der Vitamin C-Bedarf um ein Vielfaches, auch der Bedarf an anderen Antioxidanzien erhöht sich. Hier ist die Einnahme von Supplementen erforderlich. Die Einnahme von Thyroxin vermindert die Aufnahme von Vitamin $B_2$ und Vitamin E, sodass Bedarf an diesen Vitaminen zusätzlich erhöht ist.

## Ernährungstyp: „Stresstyp" I

Mutter, Mitte 30 bis um die 40 Jahre, 2 Kinder (Kindergarten, Schule), berufstätig

In dieser Beschreibung geht es um ihre eigene Ernährung. Eigentlich ist sie gesundheitsbewusst, schafft es aber in der

Hektik des Alltags nicht, sich um eine gesunde Ernährung zu kümmern. Sie ernährt sich unausgewogen und weiß es auch – ist aber nicht in der Lage, eine gesunde Ernährung in den Alltag zu integrieren. Sie steht im Spannungsfeld zwischen Berufstätigkeit und Mutterdasein. Ihre Ernährung ist durch „Mahlzeiten" zwischendurch – häufig am Schreibtisch – gekennzeichnet.

**Frühstück:**

🍽 Kaffee

**Mittagessen:**

🍽 Am Schreibtisch Vollkornbrot mit Käse und Gurke, Apfel

**Abendessen:**

🍽 Gemüseauflauf mit Schinken, überbacken mit Käse (Gouda), Nachtisch: Fruchtjoghurt

**Zwischenmahlzeiten**:

Nachmittags: Kaffee und Croissant
                        Abends: Käse

**Getränke**: Kaffee und Mineralwasser

**Medikamenteneinnahme**: Keine

**Rauchen**: 1–2 Zigaretten täglich

**Alkohol**: Mehrmals wöchentlich 1–2 Gläser Rotwein

**Gesamtbewertung:**
**Versorgung gut:** 🙂, **schlecht:** 🙁, **zu viel:** 😋

Vitamine

| A | Biotin | Folsäure | Pantothen-säure | B$_1$ | B$_2$ | Niacin | B$_6$ | B$_{12}$ | C | D | E | K |
|---|--------|----------|------------------|-------|-------|--------|-------|----------|---|---|---|---|
| 🙂 | 🙁 | 🙂 | 🙂 | 🙂 | 🙂 | 🙂 | 🙂 | 🙁 | 🙁 | 🙁 | 🙁 | 🙁 |

## Mineralstoffe

| Calcium | Phosphor | Kalium | Natrium | Magnesium | Eisen |
|---------|----------|--------|---------|-----------|-------|
| ☹ | ☹ | ☹ | ☺ | ☹ | ☺ |

## Spurenelemente

| Zink | Kupfer | Jod | Mangan | Selen | Molybdän | Chrom |
|------|--------|-----|--------|-------|----------|-------|
| ☹ | ☺ | ☹ | ☺ | ☹ | ☹ | ☹ |

## Sonstiges

| Eiweiß | Ungesättigte Fettsäuren | Ballaststoffe |
|--------|-------------------------|---------------|
| ☜ | ☹ | ☹ |

**Bewertung (☹: zu wenig, ☺: damit ausgleichen, 📖: Supplemente zum Ausgleichen)**

☹ Frühstück, Frisches Gemüse, Obst, Vitamine besonders C, E und K, Mineralstoffe und Spurenelemente

☜ Zucker, tierisches Fett und Eiweiß

☺ Frühstück: Joghurt mit Haferflocken oder gemischten Getreideflocken und Banane

Mittag: zusätzlich ab und zu mageren Schinken oder geräucherten Fisch als Brotbelag (ungesättigte Fettsäuren), Joghurt plus Getreideflocken und Obst (Vitamin C).

Abendbrot: Rohkost oder Salat mit kalt gepresstem Pflanzenöl (z. B. Maiskeimöl).

Zwischendurch: frisches Obst und Gemüse (Rohkost), Joghurt- und Buttermilchgetränke, Hand voll ungesalzene Nüsse (Mandeln, Hasel-, Walnüsse, nährstoff-, aber fettreich!)

📖 Multivitamin/-mineralstoffsupplement, Vitamin C, Vitamin E, Nachtkerzenöl

## Vorschläge:

Neben angemessenen Ruhephasen und regelmäßiger körperlicher Betätigung kann eine ausgewogene Ernährung die Bewältigung von Stress erleichtern und Erschöpfungszustände verhindern. Der Tag sollte möglichst mit einem gesunden Frühstück starten; später eine frühe Zwischenmahlzeit mit Müsli oder Joghurt und Obst. Da am Abend die einzige warme Mahlzeit verzehrt wird, sollte darauf geachtet werden, dass sie nicht zu fettreich ist und nicht zu viel tierisches Eiweiß enthält. Der größte Teil der Nahrungsmittel wird am Abend aufgenommen. Auf eine warme Mahlzeit am Abend wird in der Regel ungern verzichtet, daher sollte diese möglichst leicht sein. Dafür könnte die Mittagsmahlzeit etwas größer ausfallen.

## Ernährungstyp: „Stresstyp" II

Leitender Angestellter im Management, Mitte 40. Langer Arbeitstag mit hohem Termindruck, wenig Zeit zum Essen, im Betrieb gibt es eine Kantine. Hoher Kaffee- und Zigarettenkonsum am Schreibtisch. Einnahme von Medikamenten gegen Bluthochdruck. Besonders Stress, oxidativer Stress durch Rauchen sowie Medikamenteneinnahme erhöhen den Bedarf an Mikronährstoffen stark.

### Frühstück:

🍴 1 Tasse Kaffee

### Mittag:

🍴 Gewöhnliche Mischküche (Kantinenkost) z.B.: Kartoffeln mit Gemüse, Fleisch und Fleischsoße, gemischter Salat, Fruchtjoghurt zum Dessert

### Abendbrot:

🍴 Lasagne mit Fleisch, Gemischter Salat mit Dressing, Tiramisu, 2 Gläser trockener Rotwein

**Zwischenmahlzeiten**: Kekse und Schokolade

**Getränke**: Kaffee mit Zucker und Milch, Rotwein

**Medikamenteneinnahme**:

Beta-Blocker, cholesterinsenkende Medikamente (Statine)

**Rauchen**: 20–30 Zigaretten täglich

**Alkohol**: Rotwein

**Gesamtbewertung:**
**Versorgung gut:** ☺, **schlecht:** ☹, **zu viel:** 🖋

Vitamine

| A | Biotin | Folsäure | Pantothen-säure | B$_1$ | B$_2$ | Niacin | B$_6$ | B$_{12}$ | C | D | E | K |
|---|---|---|---|---|---|---|---|---|---|---|---|---|
| ☹ | ☺ | ☹ | ☹ | ☹ | ☹ | ☹ | ☹ | ☹ | ☹ | ☹ | ☹ | ☹ |

Mineralstoffe

| Calcium | Phosphor | Kalium | Natrium | Magnesium | Eisen |
|---|---|---|---|---|---|
| ☹ | ☹ | ☹ | ☹ | ☹ | ☹ |

Spurenelemente

| Zink | Kupfer | Jod | Mangan | Selen | Molybdän | Chrom |
|---|---|---|---|---|---|---|
| ☹ | ☹ | ☹ | ☹ | ☹ | ☹ | ☹ |

Sonstiges

| Eiweiß | Ungesättigte Fettsäuren | Ballaststoffe |
|---|---|---|
| ☺ | ☹ | ☹ |

**Bewertung** (☹: zu wenig, ☺: damit ausgleichen, 📖: Supplemente zum Ausgleichen)

☹ Frühstück, Obst, Ballaststoffe, ungesättigte Fettsäuren, viele Vitamine, Mineralstoffe und Spurenelemente

☞ Nikotin, Zucker, Fett

☺ Frühstück: Früchtemüsli oder Joghurt
Mittag: Nur gemischter Salat mit Vollkornbrot oder leichtes Gericht (z. B. Suppe)
Abendbrot: Leichteres Gericht am Abend, weniger Fett
Zwischendurch: frisches Obst, Fruchtsaft, Joghurt- und Buttermilchgetränke

📖 Multivitamin-/mineralsupplement, Calcium, Magnesium, Vitamin C, Vitamin E, Antioxidanzien, Vitamin B-Komplex, Taurin und Coenzym Q10, Omega-3-Fettsäuren zur Senkung des Blutdrucks und Deckung des erhöhten Bedarfs.

## Vorschläge:

Neben angemessenen Ruhephasen und regelmäßiger körperlicher Betätigung kann eine ausgewogene Ernährung die Bewältigung von Stress erleichtern und Erschöpfungszustände verhindern. Grundsätzlich sollte weniger fettreich gegessen werden. Wenn die Abendmahlzeit aus familiären Gründen warm sein „muss", sollte sie leicht und nicht allzu fett sein. Die Mittagsmahlzeit sollte ebenfalls nicht so üppig sein, evtl. nur ein frischer Salat mit Vollkornbrötchen oder Suppe. Durch den hohen Zigarettenkonsum gehen wertvolle Vitamine wie Vitamin C und E sowie Mineralien und Spurenelemente verloren. Es sollte daher auf eine erhöhte Aufnahme von Vollkornprodukten und mageren Eiweißquellen (z. B. Magerquark, Hühnerbrust ohne Haut) in Verbindung mit viel frischem Obst und Gemüse geachtet werden. Gegen Erschöpfung und Konzentrationsmangel helfen z. B. reichlich B-Vitamine und Mineralien. Die vermehrte Aufnahme von Zucker und Kaffee steigert nur kurzfristig die Leistung. Viel raffinierte, leere Kohlenhydrate verstärken die chronischen Erschöpfungszustände sogar und führen zu Kopfschmerzen, Reizbarkeit und Konzentrationsstörungen.

Die Einnahme eines cholesterinsenkenden Medikaments erhöht den Bedarf an den Antioxidanzien Vitamin E und Coenzym Q10, sodass beide Substanzen ebenfalls ergänzt werden sollten.

Auf Kekse und Schokolade zwischendurch möglichst verzichten. Wenn doch Kekse gewählt werden, dann sollten Sie darauf achten, dass sie Vollkornmehl enthalten und keine gehärteten Fette, um das Arteriosklerose-Risiko nicht weiter zu erhöhen. Der durch das Rauchen stark erhöhte Bedarf an Vitaminen kann durch Lebensmittel nur schwer ausgeglichen werden. Hier ist die ergänzende Einnahme von Mineralien und Vitaminen erforderlich.

## Ernährungstyp: „Kraftfahrer"

Dieser Typ ist durch einen langen Arbeitstag mit sehr frühem Arbeitsbeginn gekennzeichnet. Geregelte Mahlzeiten entfallen aufgrund der knapp bemessenen Fahrzeit. Die erste Möglichkeit, eine warme Mahlzeit einzunehmen, ergibt sich am Abend zwischen 18.00 und 19.00 Uhr.

**Frühstück:**

🍴 1 Scheibe Toast mit Honig, 1 Tasse schwarzen Tee

**Mittagessen:**

🍴 2 Scheiben Mehrkornbrot mit Salami und Käse, 1 Apfel

**Abendessen:**

🍴 Polierter Reis mit Frikadellen und Paprika-Tomaten-Gemüse

**Zwischenmahlzeiten**: Morgens: 1 Früchtejoghurt, 1 Scheibe Mischbrot mit Käse
Abends: 1 Scheibe Mischbrot mit Käse

**Getränke**: schwarzer Tee, abends Mineralwasser

**Medikamenteneinnahme**: keine

**Rauchen**: nicht

**Alkohol**: Bier oder Wein, mehrmals wöchentlich

**Gesamtbewertung:**
**Versorgung gut: ☺, schlecht: ☹, zu viel: 🐦**

Vitamine

| A | Biotin | Folsäure | Pantothen-säure | $B_1$ | $B_2$ | Niacin | $B_6$ | $B_{12}$ | C | D | E | K |
|---|---|---|---|---|---|---|---|---|---|---|---|---|
| ☺ | ☹ | ☹ | ☺ | ☺ | ☺ | ☺ | ☺ | ☹ | ☹ | ☹ | ☹ | ☹ |

Mineralstoffe

| Calcium | Phosphor | Kalium | Natrium | Magnesium | Eisen |
|---|---|---|---|---|---|
| ☹ | ☹ | ☹ | 🐦 | ☹ | ☺ |

Spurenelemente

| Zink | Kupfer | Jod | Mangan | Selen | Molybdän | Chrom |
|---|---|---|---|---|---|---|
| ☺ | ☺ | ☹ | ☺ | ☹ | ☺ | ☹ |

Sonstiges

| Eiweiß | Ungesättigte Fettsäuren | Ballaststoffe |
|---|---|---|
| 🐦 | ☹ | ☹ |

**Bewertung (☹: zu wenig, ☺: damit ausgleichen, 📖: Supplemente zum Ausgleichen)**

☹ Frisches Gemüse, Obst, Vitamin C, ungesättigte Fettsäuren, einige Mineralstoffe, Spurenelemente
🐦 Zucker, tierisches Eiweiß
☺ Frühstück: Toast durch Mehrkornbrot ersetzen
   Mittag: zusätzlich Joghurt mit Getreideflocken und frischem Obst

Abendbrot: zusätzlich Rohkost oder Salat mit Pflanzenöl
Zwischendurch: frisches Obst und Gemüse (Rohkost), Fruchtsaft

📖 Multivitamin-/mineralstoffsupplement, Vitamin C, Vitamin E, Nachtkerzen- oder Fischöl

### Vorschläge:

Die einzige warme Mahlzeit am Abend kann bestehen bleiben – es sollte nur darauf geachtet werden, dass nicht zu schwere (fetthaltige) Speisen verzehrt werden. Die Zwischenmahlzeiten tagsüber sollten durch Rohkost wie beispielsweise Gurken, Paprika, Möhren oder Kohlrabi ergänzt werden. Günstig wären auch Bananen, Kiwi oder Zitrusfrüchte oder der Verzehr von Fruchtsaft zwischendurch.

## Ernährungstyp: „Fastfood" („worst-case"-Typ)

Dieser Typ steht beispielsweise für einen Jugendlichen, der seine Ernährung weitgehend selbst in der Hand hat – ohne sich dafür zu interessieren. Es gibt keine geregelten Mahlzeiten zu Hause. Die Eltern sind berufstätig, daher wird abends warm gegessen. Aus Zeitmangel gibt es vorrangig Fertiggerichte aus der Tiefkühltruhe. Hier sind die Ernährungsfehler offensichtlich – es fehlt vor allem an frischem Gemüse und Obst, also Vitaminen und Mineralstoffen. Es wird zu viel gesättigtes, tierisches Fett und Eiweiß aufgenommen – ungesättigte Fette fehlen dagegen fast vollständig.

### Frühstück:

🍴 2 Toastbrote mit Butter, dazu Nuss-Nougat Creme und Marmelade, Kakao

### Mittagessen:

🍴 Currywurst mit Pommes frites und Cola

**Abendessen:**

🍴 Tiefkühlpizza mit Salami, Limonade

**Zwischenmahlzeiten:**

morgens: Milchschnitte, Schokolade, Cola
nachmittags: „Burger", Limonade, Kaffee

**Getränke:** Cola, Limonade, Kaffee

**Medikamenteneinnahme:** Keine

**Rauchen:** 10–20 Zigaretten täglich

**Alkohol:** Bier

**Gesamtbewertung:**
**Versorgung gut:** ☺, **schlecht:** ☹, **zu viel:** 🔍

Vitamine

| A | Biotin | Folsäure | Pantothen-säure | B$_1$ | B$_2$ | Niacin | B$_6$ | B$_{12}$ | C | D | E | K |
|---|--------|----------|------------------|-------|-------|--------|-------|----------|---|---|---|---|
| ☹ | ☹ | ☹ | ☹ | ☺ | ☺ | ☹ | ☹ | ☹ | ☹ | ☹ | ☹ | ☹ |

Mineralstoffe

| Calcium | Phosphor | Kalium | Natrium | Magnesium | Eisen |
|---------|----------|--------|---------|-----------|-------|
| ☹ | ☺ | ☹ | 🔍 | ☹ | ☺ |

Spurenelemente

| Zink | Kupfer | Jod | Mangan | Selen | Molybdän | Chrom |
|------|--------|-----|--------|-------|----------|-------|
| ☹ | ☺ | ☹ | ☺ | ☹ | ☺ | ☹ |

Sonstiges

| Eiweiß | Ungesättigte Fettsäuren | Ballaststoffe |
|--------|-------------------------|---------------|
| 🔍 | ☹ | ☹ |

**Bewertung (☹: zu wenig, ☺: damit ausgleichen, ▢: Supplemente zum Ausgleichen)**

☹ Frisches Obst und Gemüse, dadurch Mangel an vielen Vitaminen und Mineralien sowie Ballaststoffen und ungesättigten Fettsäuren

🍴 Zucker, tierisches Fett und Eiweiß, Weißmehl, Salz

☺ Frühstück: Toast durch Mehrkornbrot ersetzen, weniger Nuss-Nougat-Creme/Marmelade, dafür Käse oder gekochten Schinken, mit Obst oder frischem Fruchtsaft ergänzen.
Mittag: Rohkost oder Salat mit Pflanzenöl, Obst, Fisch, mageres Fleisch wie Hühner-/Putenbrust, Schweineschnitzel (ohne Panade!).
Abendbrot: Avocado-Dip, Gemüse-, Kartoffel- und Getreidegerichte, Vollkornbrot
Zwischendurch: frisches Obst, Müsliriegel, Fruchtsaft statt Limonade

▢ Multivitamin-/mineralstoffsupplement, Vitamin C und E, Nachtkerzen- oder Fischöl

### Vorschläge:

Diese Ernährungsweise hat so gut wie keine gesunden Bestandteile und müsste schrittweise vollständig umgestellt werden. Da insgesamt zu fett und zuckerreich gegessen wird, sollte unbedingt versucht werden, mehr fettarme, nährstoffreiche Lebensmittel wie Obst, Gemüse und Vollkornprodukte auszuwählen. Durch die hohe Aufnahme an nährstoffarmen Zucker- und Weißmehlprodukten kommt es häufig zu einer Unterversorgung mit den meisten Mikronährstoffen, insbesondere Chrom. Beim Frühstück wäre es daher wichtig, neben der fettreichen, „leeren" Nuss-Nougat-Creme und süßen Marmelade auch fettarmen Käse und mageren Schinken anzubieten. Optimal wäre Müsli mit Milch oder Joghurt und Früchten oder Vollkornbrot. Für die süßen Mahlzeiten zwischendurch sind Müsliriegel (auf den Zuckergehalt achten!)

oder besser Obst gute Alternativen. Mittags könnte anstelle der Currywurst auch Falaffel, Fischgerichte (auch Fischbrötchen), Wraps oder ein gemischter Salat (als Fastfood) gewählt werden. Die Pizza aus der Tiefkühltruhe kann auch durch Gemüsegerichte aus der Tiefkühltruhe ersetzt und durch Rohkost ergänzt werden. Es gibt auch schon eine reiche Auswahl an Gemüse-Pizzen, um die fetten und salzreichen Fleischprodukte einzuschränken.

## Ernährungstyp: Vegetarier

Lehrerin, Anfang bis Mitte 50, hat sich mit den Grundlagen der gesunden Ernährung beschäftigt und versucht sie umzusetzen. Sie joggt nahezu täglich eine halbe Stunde, raucht nicht und trinkt nur mäßig Alkohol.

**Frühstück:**

🍴 Vollkornmüsli mit frischen Früchten und Joghurt, 1 Tasse grünen Tee, 1 Glas Mineralwasser

**Mittag:**

🍴 Grünkernrisotto mit Tomaten, Möhren und Frühlingszwiebeln, Joghurtsoße, dazu gemischter Salat mit Essig-Öl-Marinade

**Abendbrot:**

🍴 2 Scheiben Vollkornbrot mit Butter, Frischkäse mit Schnittlauch, Quark und Avocado, Früchtetee

**Zwischenmahlzeiten:** Banane, Apfel, Orange

**Getränke:** Mineralwasser, Tee, Früchtetee

**Medikamenteneinnahme:** Keine

**Rauchen:** nicht

**Alkohol:** gelegentlich Rot- oder Weißwein

**Gesamtbewertung:**
**Versorgung gut:** ☺, **schlecht:** ☹, **zu viel:** 🐟

Vitamine

| A | Biotin | Folsäure | Pantothen-säure | B$_1$ | B$_2$ | Niacin | B$_6$ | B$_{12}$ | C | D | E | K |
|---|---|---|---|---|---|---|---|---|---|---|---|---|
| ☺ | ☹ | ☹ | ☺ | ☺ | ☺ | ☹ | ☺ | ☹ | ☺ | ☹ | ☹ | ☺ |

Mineralstoffe

| Calcium | Phosphor | Kalium | Natrium | Magnesium | Eisen |
|---|---|---|---|---|---|
| ☹ | ☺ | ☹ | ☺ | ☺ | ☹ |

Spurenelemente

| Zink | Kupfer | Jod | Mangan | Selen | Molybdän | Chrom |
|---|---|---|---|---|---|---|
| ☹ | ☺ | ☹ | ☺ | ☹ | ☹ | ☺ |

Sonstiges

| Eiweiß | Ungesättigte Fettsäuren | Ballaststoffe |
|---|---|---|
| ☺ | ☺ | ☺ |

**Bewertung (☹: zu wenig, ☺: damit ausgleichen, 📖: Supplemente zum Ausgleichen)**

☹ Mineralstoffe, besonders Eisen, da kein Fleisch; Jod, da kein Seefisch; auch Selen zu wenig, da reich in tierischen Produkten; Calcium, Zink und Kalium sind ebenfalls problematisch.
Fettlösliche Vitamine E, K und D; ein Teil der wasserlöslichen B-Vitamine

🐟 Nichts

☺ Frühstück: für Calcium, Selen, Zink mit fettarmem Käse und Milch ergänzen, 2–3 Eier pro Woche, die reich an allen Vitaminen und Mineralien sind.

Mittags: für Zink, Calcium und Kalium öfters Hülsenfrüchte, verschiedene Kohlsorten und Kartoffeln. Die beiden Letzteren sind auch eine gute Vitamin-C-Quelle. Den Salat mit Kürbis- oder Sonnenblumenkernen (ungesättigte Fettsäuren, Vitamin E) und Weizenkeimen (u. a. Folsäure) bestreuen. Spinat, Kohl und Tomaten enthalten viel Folsäure. Vitamin K durch viel grünes Gemüse und Salat optimieren.

Abends: für ungesättigte Fettsäuren, Vitamin E kalt gepresstes Sonnenblumen- oder Maiskeimöl in z. B. Kräutermagerquark als Brotaufstrich (auch gut zu Pellkartoffeln) oder Rohkostsalaten, die auch viele Vitamine und Mineralien liefern, z. B. Vitamin C in Paprikaschoten.

Zwischendurch: für ungesättigte Fettsäuren, B-Vitamine, Vitamin E und einige Mineralien ungesalzene Mandeln, Hasel- oder Walnüsse (in begrenzter Menge, da auch sehr fettreich, 1–2 Hand voll pro Tag)

📖 Multivitamin-/-mineralstoffsupplement, Calcium, Eisen, Selen, Jod, Zink, Omega-3-Fettsäuren

## Vorschläge:

Bei dieser Ernährungsweise muss vor allem auf die Zufuhr von Mineralien (Calcium, Kalium) und Spurenelementen wie Eisen, Selen und Jod geachtet werden. Durch das Laufen steigt zusätzlich der Bedarf besonders an Magnesium, Eisen und Calcium. Um die Verfügbarkeit von Eisen aus pflanzlichen Nahrungsmitteln zu erhöhen, ist die gleichzeitige Aufnahme von Vitamin C mit den Mahlzeiten wichtig. Da kein Fisch verzehrt wird, sind die Jodzufuhr und die Versorgung mit Omega-3-Fettsäuren zu niedrig. Die einzige relevante Jodquelle ist jodiertes Speisesalz. Pflanzen sind auch keine guten Vitamin-D-Lieferanten, deshalb ist eine ausreichende Sonnenbestrahlung für die körpereigene Vitamin-D-Bildung wichtig. Es mangelt an hochwertigem tierischem Eiweiß. Wählen Sie daher häufig günstige Eiweißkombinationen (wie

Kartoffel/Ei, Bohnen/Mais). Für eine verbesserte Selen-Versorgung sollten regelmäßig nicht-heimische Getreidesorten oder Hülsenfrüchte (z. B. Soja aus USA oder Canada, da selenreiche Böden) verzehrt werden. Auch Eier, die reich an Vitaminen und Mineralien sind, stellen eine gute Selenquelle dar (Tierfutter wird mit Selen angereichert). Insgesamt haben es Vegetarier durch das Fehlen von Fleisch und Fisch schwerer, sich im Wochendurchschnitt mit allen notwendigen Nährstoffen zu versorgen. Nahrungsergänzungsmittel sind daher für Vegetarier und besonders für Veganer, die keinerlei tierische Produkte (Milch, Käse etc.) essen, eine zusätzliche empfehlenswerte Nährstoffquelle.

## Ernährungstyp: „Junges Mädchen mit Schlankheitstick"

Junge Frauen und Mädchen in der Pubertät (junges Mädchen zwischen 16 und 18 Jahren) zeigen besonders häufig ein „gestörtes" Essverhalten mit einer unausgewogenen und zu geringen Nahrungs-(Kalorien)aufnahme, um abzunehmen bzw. auf keinen Fall „dick" zu werden. Es wird nur selten eine vollständige Mahlzeit verzehrt, sondern überwiegend rohes Gemüse, Obst, Knäckebrot und fettarmer Joghurt. Eine gesundheitsgefährdende Ernährung, der es nahezu an allen lebensnotwendigen Nährstoffen mangelt – besonders an fettlöslichen Vitaminen, essenziellen Fettsäuren und Eiweiß –, ist vorprogrammiert. Dazu wird häufig die Pille eingenommen und eine beträchtliche Anzahl an Zigaretten geraucht, sodass der Bedarf an vielen Vitaminen, Mineralien und Spurenelementen noch zusätzlich erhöht ist.

**Frühstück:**

🍴 2 Tassen Kaffee, 1 Banane, 1 Orange

**Mittag:**

🍴 1 Paprika, 2 Möhren, ½ Gurke, 2 Scheiben Knäckebrot bestrichen mit 2 EL Magerquark

**Abendbrot:**

🍴 1 Diät-Joghurt mit Süßstoff (250 g, 0,03 % Fett) und 2 EL Weizenkleie, 1 Apfel

**Zwischenmahlzeiten:** 5 saure Gurken

**Getränke:** Kaffee, Mineralwasser

**Medikamenteneinnahme:** Orale Kontrazeptiva (Pille)

**Rauchen:** etwa 10 Zigaretten täglich

**Alkohol:** kaum

**Gesamtbewertung:**
**Versorgung gut:** ☺, **schlecht:** ☹, **zu viel:** ☇

Vitamine

| A | Biotin | Folsäure | Pantothen-säure | B$_1$ | B$_2$ | Niacin | B$_6$ | B$_{12}$ | C | D | E | K |
|---|---|---|---|---|---|---|---|---|---|---|---|---|
| ☹ | ☹ | ☹ | ☹ | ☹ | ☹ | ☹ | ☹ | ☹ | ☺ | ☹ | ☹ | ☹ |

Mineralstoffe

| Calcium | Phosphor | Kalium | Natrium | Magnesium | Eisen |
|---|---|---|---|---|---|
| ☹ | ☹ | ☹ | ☹ | ☹ | ☹ |

Spurenelemente

| Zink | Kupfer | Jod | Mangan | Selen | Molybdän | Chrom |
|---|---|---|---|---|---|---|
| ☹ | ☺ | ☹ | ☹ | ☹ | ☹ | ☹ |

Sonstiges:

| Eiweiß | Ungesättigte Fettsäuren | Ballaststoffe |
|---|---|---|
| ☹ | ☹ | ☹ |

**Bewertung (☹: zu wenig, ☺: damit ausgleichen, ▥: Supplemente zum Ausgleichen)**

☹ Mangel an allen Mineralstoffen, Spurenelementen und Vitaminen, außer Vitamin C, außerdem ungesättigte Fettsäuren, Eiweiß und Ballaststoffe

❦ Nikotin

☺ Insgesamt passen hier auch die Ausgleichempfehlungen wie für Vegetarier (vgl. Seite 113 f).

Frühstück: Früchtemüsli mit Joghurt oder Milch, wahlweise Vollkorn- oder Mehrkornbrot mit Quark, Käse oder Schinken, 2–3 Eier wöchentlich, frisches Obst.

Mittag: vollwertige Mahlzeit mit Gemüse, Kartoffeln oder Getreide, eventuell Fleisch oder Fisch, Salat mit kalt gepresstem Pflanzenöl (z. B. Sonnenblumenöl), Fruchtsaft. Auf die Aufnahme von ausreichend Kalorien (Fett, Eiweiß, Kohlenhydrate) achten.

Abendbrot: durch Vollkornbrot mit z. B. Käse oder Salat und Rohkost ergänzen.

Zwischendurch: zusätzlich Obst, Milchprodukte (möglichst ohne Zuckerzusatz), ungesalzene Nüsse (etwa 10 Stück pro Tag), Vollkornprodukte.

▥ Multivitamin-/mineralstoffsupplement, Vitamin C, Vitamin E, Antioxidanzien, Vitamin B-Komplex, Folsäure, Zink, Magnesium, Calcium

### Vorschläge:

Dieser Esstyp ist durch die Aufnahme von zu wenig Nahrung und somit Kalorien und Nährstoffen charakterisiert. Die Zufuhr von nahezu allen Vitaminen und Mineralstoffen ist mangelhaft. Das Fehlen von Energie und hochwertigem Eiweiß, kann sich in einer verminderten körperlichen und geistigen Leistungsfähigkeit zeigen wie z. B. Konzentrationsstörungen und Antriebsschwäche. Durch den zu geringen Fettgehalt der Nahrung werden neben den fettlöslichen Vitaminen auch zu wenig ungesättigte Fettsäuren aufgenommen. Die Pille beeinträchtigt den Stoffwechsel der B-Vitamine ($B_1$, $B_2$, $B_6$, $B_{12}$, Folsäure). So ist der Bedarf an Vitamin $B_6$ bis zu 10fach erhöht. Neben der Pille ist auch das Rauchen für einen erhöhten Bedarf an Zink, Magnesium und Vitamin C verantwortlich. Insbesondere junge Frauen achten auf ihre Figur und wollen nicht zunehmen, aber gleichzeitig aktiv, leistungsfähig und belastbar sein in Studium, Beruf und Familie. Das ist aber nur möglich, wenn der Körper mit allen Nährstoffen versorgt wird. Dafür sind natürlich auch fett- und kalorienarme Lebensmittel wie Obst, Gemüse und fettarme Milchprodukte wichtig, die viele Nährstoffe enthalten. Aber zu warnen ist vor der „Nahrungsverweigerung" oder langfristig zu geringer und stark einseitiger Nahrungsaufnahme. Der Körper kann Fett auch nur „im Feuer der Kohlenhydrate verbrennen". Also, wenn der Stoffwechsel nicht angekurbelt wird, können auch keine Kalorien verbraucht werden.

Außerdem wird in den ersten drei Lebensjahrzehnten die maximale Knochenmasse aufgebaut, deren Güte später mitentscheidet, ob sich besonders bei Frauen eine schmerzhafte Osteoporose entwickelt. Daher sind Supplemente besonders mit Calcium und Vitamin $D_3$ empfehlenswert. Insgesamt ist eine abwechslungsreiche Ernährung entsprechend der Vorschläge, am besten unterstützt von Nahrungsergänzungsmitteln, wichtig, um die entstandenen Mangelerscheinungen zu beheben und die Gesundheit langfristig zu erhalten.

## Ernährungstyp: Kind

Bei diesem Ernährungstyp handelt es sich um ein Kind im Alter von 5 bis 8 Jahren. Die Eltern versuchen, es gesund zu ernähren, stoßen aber häufig hinsichtlich der Nahrungsmittelauswahl an ihre Grenzen. Eine vollwertige Mischkost ist schwierig zu realisieren, da das Kind nur wenig Gemüse mag, gerne viel Süßes isst und am liebsten Weißmehlprodukte.

Hinzu kommt, dass an die Kinderernährung besondere Ansprüche gestellt werden, da nur eine optimale Ernährung das körperliche Wachstum und die geistige Entwicklung fördern. Durch ungenügende Nährstoffzufuhr in diesen Jahren können Schäden entstehen, die oft nicht mehr rückgängig zu machen sind. Einerseits decken Kinder etwa 40–50 % ihres Energiebedarfs mit Fett, andererseits kann eine zu großzügige Ernährung die Bildung von zu vielen Fettzellen anregen, die ein Leben lang erhalten bleiben und den Grundstein zu Übergewicht legen (dicke Kinder werden dicke Erwachsene!).

**Frühstück:**

🍽 2 Scheiben Mischbrot mit Margarine, Marmelade und Honig, Kakao

**Mittag:**

🍽 Kartoffelbrei mit Rotkohl (Glas) und Frikadellen aus Rinder- und Schweinehackfleisch, Früchtejoghurt (fertig)

**Abendbrot:**

🍽 2 Scheiben belegtes Vollkornbrot mit Margarine, Salami, Fleischwurst dazu Rohkost: Paprika und Gurken, Milch

**Zwischenmahlzeiten**: Banane, Apfel, Kekse, Schokolade und Gummibärchen

**Getränke:** Kakao, Apfelschorle, Milch

**Medikamenteneinnahme**: keine

**Rauchen**: nicht

**Alkohol**: keinen

**Gesamtbewertung:**
**Versorgung gut:** ☺, **schlecht:** ☹, **zu viel:** ⚡

Vitamine

| A | Biotin | Folsäure | Pantothen-säure | B₁ | B₂ | Niacin | B₆ | B₁₂ | C | D | E | K |
|---|--------|----------|-----------------|----|----|--------|----|-----|---|---|---|---|
| ☹ | ☹ | ☹ | ☹ | ☺ | ☹ | ☹ | ☹ | ☹ | ☹ | ☹ | + | ☹ |

Mineralstoffe

| Calcium | Phosphor | Kalium | Natrium | Chlor | Magnesium | Eisen |
|---------|----------|--------|---------|-------|-----------|-------|
| ☹ | ☹ | ☺ | ☺ | ☺ | ☹ | ☹ |

Spurenelemente

| Zink | Kupfer | Jod | Mangan | Selen | Molybdän | Chrom |
|------|--------|-----|--------|-------|----------|-------|
| ☹ | ☹ | ☹ | ☹ | ☹ | ☹ | ☺ |

Sonstiges

| Eiweiß | Ungesättigte Fettsäuren | Ballaststoffe |
|--------|-------------------------|---------------|
| ☺ | ☹ | ☺ |

**Bewertung (☹: zu wenig, ☺: damit ausgleichen, 📖: Supplemente zum Ausgleichen)**

☹ alle Vitamine außer E und B₁, ungesättigte Fettsäuren, Mineralien

⚡ Zucker

☺ Frühstück: Butter statt Margarine, zusätzlich Früchtemüsli mit Milch oder Joghurt, Fruchtsaft, neben süßen Brotbelag auch Hartkäse und mageren Schinken/Putenbrust.
Mittag: Früchtejoghurt mit Joghurt pur und frischen Früchten selbst herstellen, Rotkohl frisch zubereiten oder durch anderes frisches Gemüse ersetzen, Rohkost und/oder Salat mit kalt gepresstem Pflanzenöl, neben Fleisch

regelmäßig Fisch (auch ab und zu Fischstäbchen gebraten in Oliven- oder Erdnussöl).

Abendbrot: statt Margarine Butter, Kräuterquark oder Frischkäse, gute Alternative sind auch viele verschiedene pflanzliche Brotaufstriche.

Zwischendurch: wenn auf Kekse nicht verzichtet werden kann, dann solche mit Vollkornmehl, Studentenfutter, Joghurt- und Quarkspeisen, Milch

📖 Multivitamin-/-mineralstoffsupplement, Kaukapseln speziell für Kinder (Vitamini), Calcium/Magnesium

## Vorschläge:

Allgemein essen und bevorzugen Kinder das, was ihnen regelmäßig serviert wird. Kindern ungewohnte Nahrungsmittel und gesunde Essgewohnheiten beizubringen, ist nicht einfach. Achten Sie deshalb auf Ruhe und eine angenehme Umgebung und schenken Sie selbst dem Essen genügend Aufmerksamkeit. Versuchen Sie feste Essenszeiten einzuhalten, damit Ihr Kind hungrig an den Tisch kommt (etwa alle 4 Stunden) und essen Sie gemeinsam. Das Frühstück sollte auf keinen Fall ausgelassen werden. Zwingen Sie Ihr Kind nicht zum Essen, sondern bieten Sie eine gute Mischung verschiedener Lebensmittel an. Seien Sie selbst ein gutes Vorbild und essen Sie mit Genuss, denn essen soll Spaß machen. Legen Sie gemeinsam den Speiseplan fast und lassen Sie Ihr Kind an den Vorbereitungen teilhaben (Einkaufen, Zubereiten, Aufräumen), um die Neugierde auf neue Lebensmittel zu wecken. Lassen Sie Ihre Fantasie spielen und bieten Sie beispielsweise quietsch-gelben Curry-Reis oder bunte Käse-Obst-Brot-Spießchen an. Häufig essen Kinder auch mehr Obst, wenn es als verspielter Obstteller präsentiert wird.

Der Speiseplan für das Kind ist nicht so schlecht. Insgesamt unterscheidet sich gesunde Ernährung für Kinder kaum von der für Erwachsene. Durch das Wachstum liegt jedoch der Energiebedarf höher und ebenso der Nährstoffbedarf:

Kinder brauchen deutlich mehr Calcium, Vitamin D und C, aber keine zuckerreichen Spezialprodukte („kleine Steaks" in Plastikbechern). Vollkornbrot, Kartoffeln, Gemüse, Obst, Milch, Käse und seltener Fleisch, Fisch, Eier und Fett sind optimale Zutaten. Damit können Sie abwechslungsreiche Gerichte kochen, die der Gesundheit der ganzen Familie dienen. Da Kinder aber leider sehr häufig heikel sind, stellt die praktische Umsetzung dieser Empfehlungen die Eltern oft vor ungeahnte Überzeugungskünste. In solchen Fällen sind Nährstoffkautabletten speziell für Kinder eine gute Unterstützung, um Nährstoffmängel zu vermeiden.

## Praktische Einkaufstipps – Qualität schon beim Einkauf

- Kaufen Sie Obst und Gemüse frisch ein
  Nutzen sie regionale Angebote
  Beachten Sie die Saison (Hilfestellung liefern Saisonkalender)
- Vermeiden Sie möglichst Produkte, die lange Transportwege hinter sich haben (dadurch vermeiden Sie zu frühe Erntezeitpunkte)
- Wählen Sie tief gefrorenes Gemüse, wenn frisches im Laden schon welk aussieht. Beachten Sie dabei Folgendes:
  Kühlkette darf nicht unterbrochen werden
  Temperatur in der Tiefkühltruhe muss mindestens -18°C betragen
- Beachten Sie die Deklarationen (Faustregel: Je weniger Angaben, desto weniger industriell verarbeitet sind die Lebensmittel)
- Beachten Sie die Reihenfolge der Inhaltsstoffe! Sie sind quantitativ in absteigender Ordnung aufgeführt, d.h. je weiter oben, desto mehr. Bei vielen Lebensmitteln steht

beispielsweise Zucker an erster oder zweiter Stelle! (Getränke wie Coca Cola oder Limonade, viele Cornflakes, Kekse)

„Versteckten Fetten" kommen Sie so auf die Spur! (z. B. Chips, gesalzene Erdnüsse, Wurst)

- Bevorzugen Sie reinen Fruchtsaft und vermeiden Sie Fruchtsaftgetränke und Nektar. So vermeiden Sie „versteckten" Zucker. Pressen Sie Frucht- und Gemüsesäfte häufig selbst. So erhalten Sie eine extra Portion Antioxidanzien und Ballaststoffe.

  Fruchtsaft enthält 100 % Fruchtsaft

  Nektar enthält 25–50 % Fruchtsaft (je nach Frucht)

  Fruchtsaftgetränke enthalten weniger als 25 % Fruchtsaft
- Achten Sie auf potenziell schädliche Zusatzstoffe wie beispielsweise

  Konservierungsstoffe, Aromastoffe, Stabilisatoren, Emulgatoren, Süßstoffe (z. B. Aspartam bei Personen mit bestimmter Stoffwechselerkrankung).

  Unkritische Zusatzstoffe (z. T. auch natürlicherweise in Lebensmitteln) sind beispielsweise:

  E 100   Kurkumin

  E 101   Riboflavin (Vitamin $B_2$)

  E 140   Chlorophylle

  E 160a  Carotinoide (Vitamin-A-Vorstufen)

  E 160d  Lycopin

  E 162   Beetenrot, Betanin
- Achten Sie auf Gütesiegel

  Ökosiegel erfüllen strenge Kriterien hinsichtlich Wirtschafts- und Verarbeitungsweise. Wichtige Ziele sind:

  Schonung und Erhaltung von Natur und Umwelt

  Lebensmittel mit hohem gesundheitlichen Wert zu erzeugen

  Verzicht auf den Einsatz chemisch-synthetischer Mittel

  Alle Verbände erfüllen die EG-Öko-Verordnung und in der Regel noch strengere Richtlinien der Verbände. Demeter beispielsweise ist das Siegel für einen biologisch-dynamischen Landbau mit ganzheitlicher Wirtschaftsweise unter Berücksichtigung der Lebenszusammenhänge. Weitere Verbände des ökologischen Landbaus mit Gütesiegel sind zum Beispiel

Demeter
ANOG
Biokreis
Bioland
Biopark
Gäa
Naturland
Ökosiegel
Knospe
und andere – auch mehrere lokale Verbände

- Beachten Sie die Zusammensetzung der Energielieferanten (wo kommen die Kalorien her?): Auf vielen Produkten sind die Angaben zur Energie in kJ und kcal (1 kcal = 4,2 kJ) und der Anteil von Eiweiß, Kohlenhydraten und Fett angegeben. Auch so können Sie versteckte Fette und Zucker entlarven.

- Vermeiden Sie „kritische" Inhaltsstoffe
  Gehärtete Fette vermeiden (z. B. in Margarine, Keksen). Gehärtete Fette können das Arteriosklerose-Risiko erhöhen und den Stoffwechsel beeinträchtigen.
  Allergene meiden, z. B. keine raffinierten Speiseöle verwenden, Öle sollten kalt gepresst sein.
  Sind Spuren unverträglicher Zutaten vorhanden? Dies gilt besonders für Allergiker. Sind z. B. Spuren von Nüssen in Schokolade enthalten?

- Strukturieren Sie Ihren Einkauf – Einkaufen mit Konzept:
  Vorschläge:
  Alle 1–2 Tage: Frische Produkte wie Milch, Salate, Kräuter (oder Kräuter selbst ziehen), Hackfleisch, Fisch
  2- bis 3-mal wöchentlich: Frisches Gemüse (lieber frisches

Gemüse blanchieren und einfrieren statt lange lagern), Frischkäse, Wurst

1-mal wöchentlich: Vollkornbrot, Butter, Käse, Quark, Sahne, Eier, Obst

1-mal monatlich: Trockenprodukte wie Mehl, Reis, Nudeln, Haferflocken, haltbare Produkte, Getränke, Tiefkühlprodukte

# Fazit: Wohlfühl-Ernährung

Sie haben nun viel über die Bedeutung von Vitaminen, Mineralien und anderen lebensnotwendigen Nährstoffen für Ihre Gesundheit erfahren. Damit wir uns wohlfühlen, soll unser Essen jedoch nicht nur notwendige Nahrungsaufnahme, sondern auch immer ein Vergnügen sein. Dabei entspricht Genuss durch geschmackliche Vielfalt und hochwertige, naturbelassene Lebensmittel genau der modernen Lehre von einer „vollwertigen Ernährung". Die folgenden Empfehlungen zeigen Ihnen, dass es ganz einfach ist, sich gesund und schmackhaft zu ernähren ohne auf den Spaß am Essen und Trinken zu verzichten.

## Vielseitig, aber nicht zu viel – Qualität vor Quantität

Kein Lebensmittel enthält alleine alle notwendigen Nährstoffe. Essen Sie daher viele verschiedene, aber wenig verarbeitete Lebensmittel. Das schmeckt und ist vollwertig.

## Weniger tierisches Fett und fettreiche Lebensmittel

Denn Fett macht fett und Sie langfristig krank. Meiden Sie besonders fettes Fleisch und Wurst. Auch bei Butter, Käse und Sahne sollten Sie zurückhaltend sein.

### Schützen Sie Ihr Herz mit pflanzlichen Ölen und regelmäßigem Verzehr von Seefisch

Denn diese enthalten viel von den gesunden Omega-3-Fettsäuren.

### Zucker und Salz in Maßen

Genießen Sie wenig Süßes – ohne Reue, aber selten. Salzen Sie sparsam und dann mit Jodsalz.

### Mehrmals am Tag Getreideprodukte und reichlich Kartoffeln

Sie liefern viele Nähr- und Ballaststoffe und machen Sie länger satt.

### 5-mal am Tag frisches Obst und Gemüse

Stellen Sie diese „Nährstoffbomben" in den Mittelpunkt Ihrer Ernährung

### Trinken mit Verstand

Ihr Körper braucht viel Wasser (ca. 1,5 l am Tag), aber keinen Alkohol. Trinken Sie Alkohol in Maßen.

### Öfters kleinere Mahlzeiten mit Ruhe und Genuss

Das bringt Sie in Schwung, mindert Leistungstiefs und Sie merken besser, wann Sie satt sind.

### Schmackhaft und schonend zubereiten

Garen Sie kurz und mit wenig Wasser. So bleiben Vitamine und Aromastoffe erhalten.

Neben einer ausgewogenen Essweise sollten Sie regelmäßig Sport treiben und jede Gelegenheit zur Bewegung nutzen (z. B. Treppensteigen). So verbrennen Sie nicht nur überflüssige Pfunde, sondern regen auch Ihren Stoffwechsel und Ihr Immunsystem an. Zusätzlich tun Sie noch etwas für Ihre gute Laune, indem Sie körpereigene Glückshormone bilden.

Doch was heißt nun „ausgewogene Ernährung" für die tägliche Praxis und Ihren Einkauf? Eine gute Hilfestellung für die richtige Auswahl an vollwertigen Lebensmitteln gibt Ihnen die **„Ernährungspyramide"**. Sie zeigt die verschiedenen Nahrungsmittelgruppen, die in unterschiedlich große Segmente eingeteilt sind. Je größer das Segment, desto mehr können und sollten Sie davon essen. Die Basis der Ernährung sollten Getreide und Getreideprodukte bilden. Dazu kommen reichlich Gemüse und Obst. Bei Milch und Milchprodukten

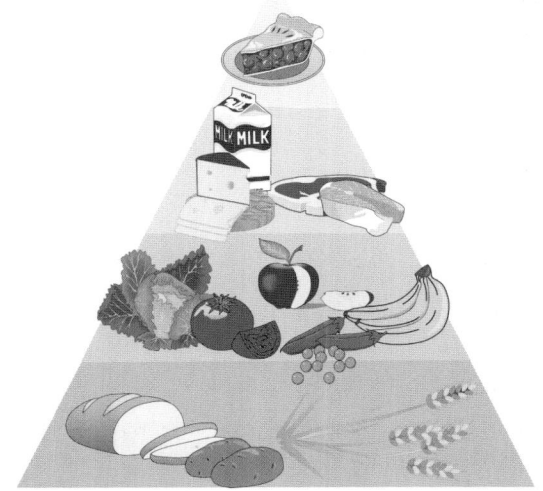

Ernährungspyramide

heißt es: reichlich, aber auf den Fettgehalt achten. Ein gleich großes Segment wie Milch und Milchprodukte teilen sich Fleisch, Geflügel, Wurst, Fisch und Eier. Das bedeutet: einen sparsamen Umgang, Fisch berücksichtigen. Die Spitze stellen Fette und Öle, fettreiche Süßigkeiten und andere Lebensmittel mit hohem Fettgehalt dar. Sie gehören dazu – nichts ist verboten –, aber in geringer Menge.

Sie sehen also, dass es grundsätzlich einfach ist, sich bei unserem großen Angebot an vollwertigen Lebensmitteln mit allen wichtigen Nährstoffen zu versorgen. Viele Menschen brauchen jedoch aufgrund ihrer Lebensumstände oder Belastungen besonders viele Nährstoffe. Daher ist zu beachten, dass eine ausgewogene Ernährung allein noch keine Garantie ist, mit allen Nährstoffen ausreichend versorgt zu sein.

Eine regelmäßige Ergänzung der täglichen Nahrung mit bedarfsgerechten Nährstoff-Supplementen sollte deshalb auch bei einer so genannten ausgewogenen Ernährungsweise stets mit in die Überlegungen einbezogen werden.

# Hersteller und Lieferantennachweis

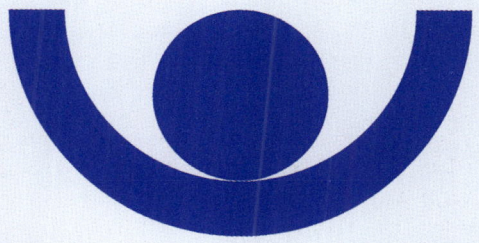

# Burgerstein Nährstoffe

| Europa | Schweiz |
|---|---|
| **Burgerstein BV** | **Antistress AG** |
| NL-5682 CP 11, BEST | Gesellschaft für Gesundheitsschutz |
| | Fluhstrasse 30 |
| Vitamin Online-Shop | CH-8640 Rapperswil |
| www.switamin.com | |
| Beratung und Bestellung | verkauf@antistress.ch |
| info@switamin.com | www.antistress.ch |
| | |
| Tel. ++41-1-771 77 14 | Tel. ++41-55-220 12 12 |
| Fax ++41-1-715 35 11 | Fax ++41-55-220 12 13 |

# Verwendete Literaturquellen

*Deutsche Gesellschaft für Ernährung, Österreichische Gesellschaft für Ernährung, Schweizerische Gesellschaft für Ernährungsforschung, Schweizerische Vereinigung für Ernährung (D-A-CH):* Referenzwerte für die Nährstoffzufuhr. 1. Aufl. Umschau/Braus. 2000.

*Brown ED, Micozzi MS, et al.:* Plasma carotenoids in normal men after a single ingestion of vegetables or purified beta-carotene. Am. J. Clin. Nutr. 1989; 49: 1258–1265.

*Mühlbauer B, Schwenk M, Coram WM, et al.:* Magnesium-L-aspartate-HCL and magnesium-oxide: bioavailability in healthy volunteers. Eur. J. Clin. Pharmacol. 1991; 40: 437–438.

*Pauling L:* How to live longer and feel better. W.H. Freeman, New York. 1986.

*Pietzrik K:* Bioverfügbarkeitsprüfungen von Mikronährstoffen. VitaMinSpur. 1993; 8: 163–171.

*Reuter HD (Hrsg.):* Bioverfügbarkeit von Mikronährstoffen. Mitteilungen der Gesellschaft für angewandte Vitaminforschung. VitaMinSpur. 1994; 9: 179–185.

*Schaafsma G:* Bioavailability of calcium and magnesium. Eur. J. Clin. Nutr. 1997; 51 (Suppl.1): 13–16.

*Scherz H, Senser F:* Souci – Fachmann – Kraut: Die Zusammensetzung der Lebensmittel Nährwert-Tabellen. 6. Aufl. Medpharm Scientific Publishers Stuttgart. 2000.

*Werbach MR:* Nutriologische Medizin. Hädecke Verlag, Weil der Stadt. 1999.

*Burgerstein UP, Schurgast H, Zimmermann M:* Burgersteins Handbuch Nährstoffe. 10. Aufl. Haug Verlag Stuttgart. 2002.

*Zimmermann M:* Burgersteins Mikronährstoffe in der Medizin. 2. Aufl. Haug Verlag Stuttgart. 2001.